背中ゆるめストレッチ

5回ひねるだけで痛みが消える!

腰痛
肩こり
首の痛み

メディカルトレーナー
岩井隆彰

青春出版社

はじめに――背中をゆるめると、痛みも不調も消えていく！

何をやっても治らない腰痛や首の痛み、肩のコリやハリ――。

体のどこかに痛みを抱えて、日々暮らしている方は多くいらっしゃいます。

この本を手に取ってくださったあなたも、つらい痛みに悩んでいるひとりなのでしょう。


腰痛や首の痛み、肩こりなどの慢性的な痛みやコリは、マッサージや整体などに行って「よくなった」と思っても、またぶり返すやっかいなもの。

長年痛みを抱えている方であれば、痛みの緩和や解消のために、マッサージやカイロプラクティック、鍼灸《しんきゅう》など、今まであらゆる手を尽くしてきたのではないでしょうか。

「何をやっても、治らないからもう仕方ないんだ……」

と、痛みの緩和に対してあきらめの気持ちを持っている方も、いらっしゃるかもしれません。

でも、「仕方ない」と痛みを放置しないでください。**自分では「いつものことだから気にしない」と言っても、その痛みが、やがてあなたの人生の質を大きく変えてしまうかもしれないのです。**

心では気にしないつもりでいても、脳のセンサーは体の異変を24時間チェックしています。あなたが気にしないように努めているときでも、脳は常に痛みを感じているのです。慢性的に続く痛みは、脳にとって多大なストレスとなります。

痛みというストレスが3週間以上続くと、自律神経や血液循環に影響が及ぶため、痛みが増幅されやすくなったり、内臓や血圧など、体の他の部分に不調が現れたりします。また、過剰なストレスは気持ちを落ち込ませるので、外出するのがおっくうになって、だんだん引きこもりがちになったり……と、心にも悪影響が出てしまうこともあります。

そう、**痛みを放置しておくと、体の不調が多くなって、気持ちはネガティブにな**

り、人生の幅を狭めることにもなってしまうのです。

「そう言われても、何をやっても痛みが消えなくて……」

そう思われる方も多いと思います。

実は、さまざまなケアをしても、慢性的な痛みがなくならない場合、「痛みの本当の原因」に気づいていないことが多々あるのです。

では、痛みの本当の原因とは、何でしょうか。

私はメディカルトレーナーとして、また、経営する整骨院での施術を通して、約20年間、延べ60万人以上の方々を診てきました。その中で気づいたことは、**痛みの原因は首や腰などの患部ではなく、「背中」にあることが多いということです。**

背中には体を支える背骨が通っていて、その両脇には脊柱《せきちゅう》起立筋《きりつきん》という非常に大きい筋肉が添っています。この背骨と筋肉がバキバキに固まっていて動かないことが、体のあちこちに現れる痛みや不調の原因となっているのです。

普段なかなか意識する機会がありませんが、背中というのは、体の中心を支えている非常に重要な場所です。

また、背骨は全身を支えるのと同時に、脳から体の各所に通じる神経や血管の通り道でもあります。背骨や背中の筋肉がやわらかくなると、筋肉や関節が、内臓と脳をつなぐ神経や血管を圧迫することもなくなり、全身の調子がよくなっていくのです。

つまり、**背中の関節と筋肉に柔軟性があり、しなやかであれば、体の痛みに悩まされる機会が減るのはもちろん、全身が健康な状態になっていくのです。**

私の整骨院に施術に来られる方の中にも、背中に柔軟性を持たせるケアをするだけで、劇的に体の痛みや不調が消え、スッキリした顔で帰っていかれる方が多くいます。硬くなっている背中の筋肉と関節を正しい方法で伸ばし、刺激を与えると、慢性的な痛みがみるみる改善されていくということを、私は日々、実感しています。

ただ、いくら施術で背中をやわらかくしても、生活習慣や体の動かし方のクセによって、またもとのガチガチの背中に戻ってしまい、痛みや不調に悩まされる方も少なくありません。

施術に来られないときであっても、健康の要《かなめ》となる「しなやかな背中」を常に保てるようにしてほしい……。

そんな思いで生み出したのが、本書でご紹介する「背中ゆるめストレッチ」です。**背中ゆるめストレッチは、背中に的を絞り、普通のストレッチとは違う「ある特別な動き」を取り入れています。そのため、誰でも痛みや不調を、簡単に緩和し、解消できるようになっています。**

このストレッチは年齢を問わず、場所も選びません。何歳でも行えますし、いつでもどこでも、手軽に毎日できて、痛みや不調の緩和に確実に効果を望めます。

スマホやパソコンの普及、デスクワークがメインの仕事の増加など、ライフスタイルの変化によって、現代では背中の硬い人が増えています。まだ痛みや不調がないという方でも「予備軍の人」は、かなりたくさんいるはずです。

いずれ自分にも腰痛や首の痛みといった不調が現れるだろうということを意識して、一瞬でも早く、背中の硬さに目を向けていただければと思っています。

背中が硬い、背中がやわらかいということ自体に、実感を持てないという方は、とくに背中ゆるめストレッチを行っていただきたいと思います。背中に意識が向いていないぶん、背中がガチガチに固まり、体のさまざまなところに負荷をかけている可能性が高いからです。

痛みは体の不調を伝えてくれる大事なサインですから、それ自体が「悪」ではありません。ただ、痛みが続くと心身が徐々にストレスや苦痛にむしばまれ、日常生活に支障が出てしまう可能性があることも確かです。

痛みに苦しめられ、やりたいことを断念したり、つらい思いをひとりで抱え込んだりするのは、もう今日からやめましょう。

背中ゆるめストレッチで長年悩んできた体の痛みを緩和することができれば、あなたの人生は今よりもっと充実したものになるはずです。

本書が、あなたの痛みを緩和する一助になれば、これ以上の喜びはありません。

城山整骨院院長・メディカルトレーナー　岩井隆彰

背中ゆるめストレッチで改善が見込める症状

・腰痛
・首の痛み
・四十肩
・頭痛
・自律神経失調症
・高血圧
・胃腸など内臓の不調
・疲れやすさ
・不眠
・目のかすみ・乾燥
・肩こり
・股関節痛
・五十肩
・生理痛
・冷え性
・免疫力の低下
・太りやすい体質
・手足のだるさ
・うつ傾向

『5回ひねるだけで痛みが消える！「背中ゆるめ」ストレッチ』◆目次

第1章 なぜ「背中をゆるめる」と体の痛みが消えるのか

第2章 実践！ 背中ゆるめストレッチ

第3章 背中をゆるめると、不調もみるみる消えていく

第4章 背中ゆるめストレッチで、こんな症状まで改善できる！

第5章 こんなときはどうする？ 背中ゆるめストレッチQ＆A

本文デザイン・DTP／ハッシィ
カバー・本文イラスト／中村知史
編集協力／佐藤雅美

第1章

なぜ「背中をゆるめる」と体の痛みが消えるのか

痛みに対する油断やあきらめは危険です

「腰の痛みが長引いて、なかなか治らない」

「首の痛みがつらく、頭もぼんやりと重い」

「もんでもほぐしても、またぶり返す肩こりがつらい……」

こんな会話が、あいさつ代わりになっている方はいらっしゃいませんか？


人間誰しも年齢とともに、首や肩、腰といったところにハリやコリといった不調が出てきます。若いときは、そんな不調も一晩眠れば解消できたものですが、加齢によって筋肉や関節が硬くなるうえ、自然治癒力がだんだん低下していくと、不調は蓄積されるようになり、やがて痛みに発展していきます。

この本を手に取ってくださったあなたも、首や腰の痛み、肩のコリやハリなど、どこかに痛みや不調を抱えているのでしょう。

もちろん、慢性的な痛みを感じていなくても、肩こりや首の痛みなどは、事務作業を長時間続けた後など、誰でも一度は感じたことがあるはず。ちょっとした体の痛みであれば問題ない、放っておけばいつかよくなっているから大丈夫……と思っている方も多いのではないでしょうか。


でも、その痛みに対する油断は危険だといえます。なぜなら、そのような小さな痛みを見過ごし続けることが、不調の蓄積となり、やがて大きな痛みを引き起こすことになる可能性があるからです。

もっと危険なのは、痛みに慣れてしまうことでしょう。患者さんの中には、「私の腰痛はもう30年モノなの」と言う方もいらっしゃったりしますが、体の痛みや不調が続いていることを「当たり前」とか「仕方がない」と捉えないでいただきたいと思っています。

なぜなら**痛みを放置し、その痛みに翻弄《ほんろう》されることは、その後の人生の質を大きく変えてしまうことにほかならないからです。**

このようなお話をすると「痛み＝悪」と思われる方もいらっしゃるかもしれませんが、私は痛み自体が悪いものだとは考えていません。痛みには、転んでケガをしたり、お腹を壊して下痢をしたりといった、急激に始まる「急性痛」と、徐々に現れてきて、次第に強くなっていく「慢性痛」がありますが、どちらも体の危険や異変を知らせるサインともいえる大事なものだからです。

私たちは痛みを感じることによって、その部位が傷ついていたり、うまく働かなくなっていることを知り、身を守るために対処しようと行動できます。

「痛み＝悪」ではなく、痛みによって日常生活を十分に行えなくなることがよくないのです。急性痛は、比較的原因がはっきりしており、痛みの解消も早くできることが多いのですが、慢性痛はそういきません。

本書では、痛みの改善が難しい、腰、首、肩などの慢性痛に対処する方法をお伝えします。痛みに悩まされ、やりたいことができないのでは、もったいない。人生を楽しむためにも、つらい痛みを緩和していくことが必要だといえるのです。

いつもの痛みを手放せば、人生の質が大きく変わる

「痛みを放置し、痛みに翻弄されることで、人生の質が変わってしまう」

そう言われても何だか実感がわかない方も、いらっしゃるかもしれません。

ここで、痛みを放置することで起こる「よくない出来事」をふたつ、紹介しましょう。

まずひとつめが、行動範囲が極端に狭くなることです。

趣味のゴルフを腰痛のためにあきらめたり、頭痛と肩こりがひどくて友人との約束をキャンセルしてしまったり……。そうすると、気分も落ち込んでしまうので、外出自体がおっくうになって、気がついたら「家でゴロゴロして、なるべく動かないのがいちばん」になっていたりします。

もちろん、ゴロゴロしているのが悪いわけではありません。でも「動かないこと」が当たり前になってしまうと、家の中でちょっと立ち上がってものを取りに行くという簡単な動きも大変なことのようになっていきがちです。そのようにして動かないことが習慣化していくと、体自体が徐々に弱っていき、行き着く先に「寝たきり」という人生が待っています。

ちょっとした痛みであっても、それが悪化すると日常生活に影響が出てしまう可能性もあります。できるだけ、早い段階で適切な処理をするよう心がけましょう。

次にあげられるのが、痛みの連鎖です。

痛みはそれ自体が不快なものなので、体の痛みが3週間以上続くと、それがストレスになるともいわれます。そのようにしてストレスが増幅すると、そこから痛みの連鎖が始まります。

たとえば、慢性的な腰痛がある方は、その「不快」を日常的なものとして受け止めている傾向にあります。確かに、いちいち「立ち上がるときに腰が痛い」「座るときに腰が痛い」なんて考えていたら、一層不快感が強まるばかりです。

でも、気持ちでは不快を無視していても、脳はしっかり不快を不快と受け止めて、ストレスとして感じています。そうして日々のストレスが溜まっていくと、やがては全身をコントロールしている自律神経が乱れ、血液循環が悪くなり、結果的に痛みも強くなっていくのです。

つまり、**痛みが痛みを呼ぶという怖い連鎖が始まり、一生痛みに苦しみ続けることになってしまいます。**これも、早い段階で痛みを和らげ、緩和していく対策を取ることで、防ぐことができます。

慢性的な痛みは、慢性的なものだからこそ、それがあることが「ふつう」になっていきがちです。私はこれまでに痛みや不調に苦しむ一般の方から、第一線で活躍するアスリートまで、延べ60万人以上の方々の体を診てきました。

多くの方々を診る中で強く感じるのは、日常化している体の痛みによって行動や考え方に歯止めをかけている方が、意外に多いということです。

私の患者さんでも、痛みがあることがふつうになっている方は、施術を受けた後で自分の体の軽さや動きやすさに、「私の腕って、ここまで動かせたんだ」「肩ってこんなに軽くなるんだね」と、ひどく驚かれます。体の動きが変わることに伴って、考え方や行動も前向きになり、今まで挑戦できなかった新しいことに挑戦されている方も多くいらっしゃいます。

痛みに翻弄されるのではなく、つらい痛みを少しずつでもコントロールできるようにすること。それが、健康で豊かな人生を送るために必要な第一歩だと、私は思っています。

その痛みの原因は「背中」にあった！

冒頭からネガティブで怖いことを書き続けてしまいましたが、もちろん、解決法があるのでご安心ください。

ここまで読んでくださった方の中には、きっと「痛みを解消しろと言われても、すでにいろいろやっている」と、思われた方も多いでしょう。整形外科でレントゲンは撮ったし、鍼灸や指圧、マッサージにも通ったし、筋トレやストレッチなどのセルフケアも試してみたと。

それでも、痛みを改善できずに苦しんでいるんだと――。

なぜ、痛みがとれないのか、その理由をズバリ申し上げると、**「痛みの原因が、患部ではなく、背中の硬さにあることが多い」**ということに、気がついていないないからです。

これは、患者さんだけの問題ではなく、治療家にも問題があるかもしれません。首が痛いから首にシップを貼る、腰が痛いから腰をマッサージするというのは、症状によっては対症療法であり、残念ながら根本治療ではない場合が多くあります。

では、どこに痛みの原因があるのか？　それに気づかず治療を進めてしまう治療家も、少なくないのです。

体の痛みには首、肩、腰の他、頭痛や股関節痛など、いろいろありますが、その原因は患部にあるのではなく、「背中」にあることが多くあります。

背中というのは人間にとって「大黒柱」ともいえます。

背骨の中を通る脊髄《せきずい》からは体のいろいろな場所につながる神経が出ていますし、背中を支える筋肉は、体の中で大きな割合を占めます。その大黒柱である背中の硬さが、痛みを解消できない最大の原因になっていることが多いのです。

ですから、**痛い部分だけを診て何とかしようと思っても、その根本である背中を無視して対処をしていては、すべての痛みは取り除けない可能性があります。**

私は患者さんに接するときは、患者さんが訴える痛みによく耳を傾けるのと同時に、その方の背中の状態を必ず確認しています。すると、かなり多くの方の背中が硬いことに気づきます。そして、背中の筋肉や関節を治療したり、生活習慣を指導すると、体の他の部分にあった痛みも改善されることが多々あります。

本当に、その改善の早さには、治療家側も驚くほどです。

首の痛み、肩こり、腰痛の他、頭痛や生理痛といった痛み、だるさ、疲れといった不調まで、「自分の背中に意識を向けること」と「背中を整えること」で改善していくのです。

この方法は、該当する箇所の慢性痛（9ページ参照）であれば、年齢や男女差、痛みや不調の度合いに関係なく、誰でも応用することが可能です。**どれほど痛みが強い方であっても、時間はかかりますが、痛みを改善していくことは決して不可能ではありません。**

もちろん、痛みの原因というのは複雑なので、中には手術などでなければ痛みを完全に手放せない方もいらっしゃるでしょう。

ただ、どんな方でも、健康の要となる「しなやかな背中」を手に入れることで、これまでよりも快適に体を動かすことができるはずです。本書では、その方法をお伝えしていきます。

痛みと無縁の人生は、背中の硬さを知ることから始まる

しなやかな背中を手に入れるためには、まず、自分の背中が硬いのか否かを意識することが大切です。

背中というと「丸まってきたから気をつけなくては」とか「胸を張って、姿勢をよくしていよう」と意識される方は多いようですが、しなやかさを維持しようと考えている方は少ないように思います。

そのような状態で、いきなり「背中を意識しましょう」とか「あなたの背中は硬くないですか？」と言われても、なかなか自覚ができませんよね。

そこで、背中に対する自覚がある方もない方も、まずは次のチェックリストを見てみてください。

背中の硬さ　チェックリスト

□猫背だね、と人から言われたことがある
□首、肩、腰に慢性的な痛みを感じる
□慢性的な頭痛がある
□生理痛がひどい
□手足が重だるいことがよくある
□冷え性である
□なかなか寝つけなかったり、眠りが浅かったりする
□胃もたれや便秘、下痢など、いつも胃腸の調子がよくない
□疲れやすく、風邪をひきやすい
□ダイエットをしているのにやせにくい

いかがでしょうか。

実は、これらのチェック項目のすべてが、背中の硬さと関係しています。だから、あてはまったのは1個だけだから大丈夫……とはいえません。その部分の背骨の関

節や筋肉が硬くなっている可能性があるからです。

何項目もあてはまったという方は、きっと背中がバッキバキに固まっていることでしょう。**ただ、どんなに背中が硬い人でも、背中に意識を向けながら生活し、さらに背中の柔軟性を高めるちょっとした運動を行えば、背中は簡単に柔軟性を取り戻していくので、心配する必要はありません。**

さらに背中の硬さをチェックするにはもうひとつ、立ったときの姿勢を見るという方法があります。

自然な姿勢のまま壁に背を向け、背中を壁に着けるようにして、立ってみてください。

このとき、頭（後頭部）、両肩、お尻の3点が壁に着きますか？

着けばあなたの背中は柔軟で、かつ、しっかり体を支えることができています。着かなかった方は背中が凝り固まっている可能性が大。つまり、背中に柔軟性がないため、背中が丸まったままだったり、肩を開きにくかったりするのです。

体の痛みを解消する第一歩は、「自分の背中が硬いのではないか」という意識を持つことだといえます。
もちろん、まだ痛みがない方であっても、背中の硬さに気がつくことは大切です。これから痛みや不調を生み出しかねない背中の硬さに早めに気づけば、今後発生する可能性がある痛みを未然に防止でき、痛みと無縁の人生を送ることができるでしょう。

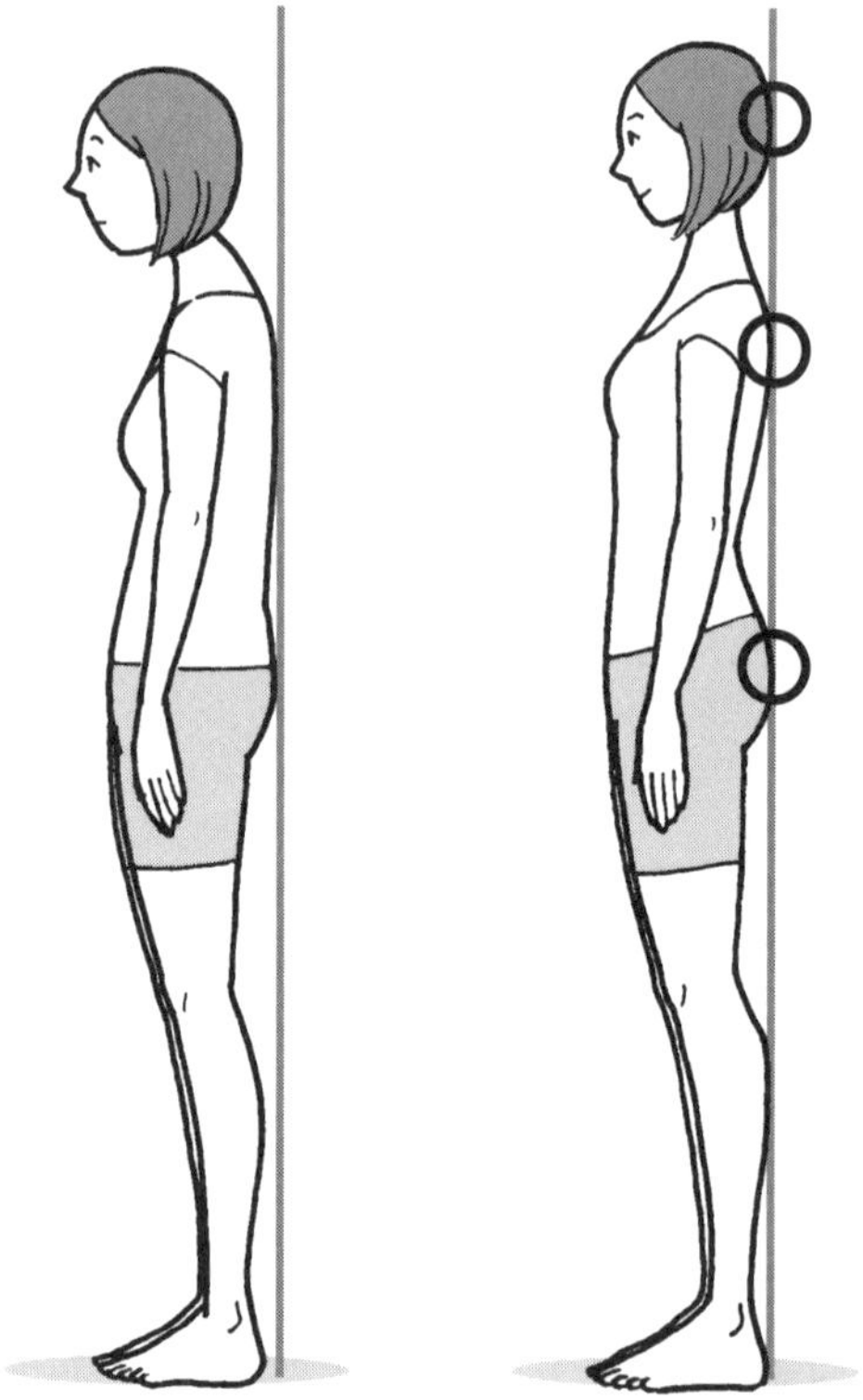

OK例
背中に柔軟性がある人は、後頭部・両肩・お尻の３点がしっかりと壁に着く。
この状態であれば、背中の筋肉と背骨でしっかり体を支えられている。

NG例
背中の関節や筋肉が固まっているため、肩が開けず、背中が丸まってしまっている。

体の痛みと深い関係がある「背骨のしくみ」

背中の重要性に意識を向けてもらえたところで、質問です。

あなたは、「背中」というと、どの辺をイメージされるでしょうか?

背中という言葉は実は曖昧で、「首から腰まで」と答える人もいますし、「肩甲骨のあたり」と言う人もいます。一般的には「背骨のある部分」と思う方が多いようですが、実は背骨は、頸椎《けいつい》、胸椎《きょうつい》、腰椎《ようつい》という違う種類の骨が積み重なってできており、さらに、背骨には腰部分にある仙骨《せんこつ》や尾骨《びこつ》も含まれるのです。

こう考えると、背中＝背骨がある場所という定義では、腰や首まで背中に含むことになってしまい、一般的な感覚よりも少し広すぎて、日常の中で意識したり、背中全体を一度で動かす運動をするのは難しいように思われます。

さらに、背骨の動きは連動してはいるものの、肩甲骨あたり（胸椎）、首（頸椎）

や腰あたり（腰椎）など、椎骨の種類や箇所によって違った動き方をするものなので、背骨のあるところをすべて「背中」としてまとめてしまうと、痛みの原因を捉えにくくなってしまいます。

このような理由から、**この本では背中の範囲を「胸椎という骨がある部分」と定義します**。

実は、背骨の中で最も動きにくく、骨の数も多いのが胸椎なのです。

後ほど詳しくご説明しますが、**胸椎の関節は他の骨の関節に比べてもともと可動域が狭く、凝り固まりやすい場所なので、ここをやわらかく動かせるようにすることで、首や腰などの骨の動きも自然なものになり、結果として体のあちこちの痛みが改善、解消されていきます**。

胸椎のある部分とは、一般的な言葉でいえば「首の下から腰の上まで」です。

こう言われると具体的にイメージしやすいのではないでしょうか。

背骨の構造

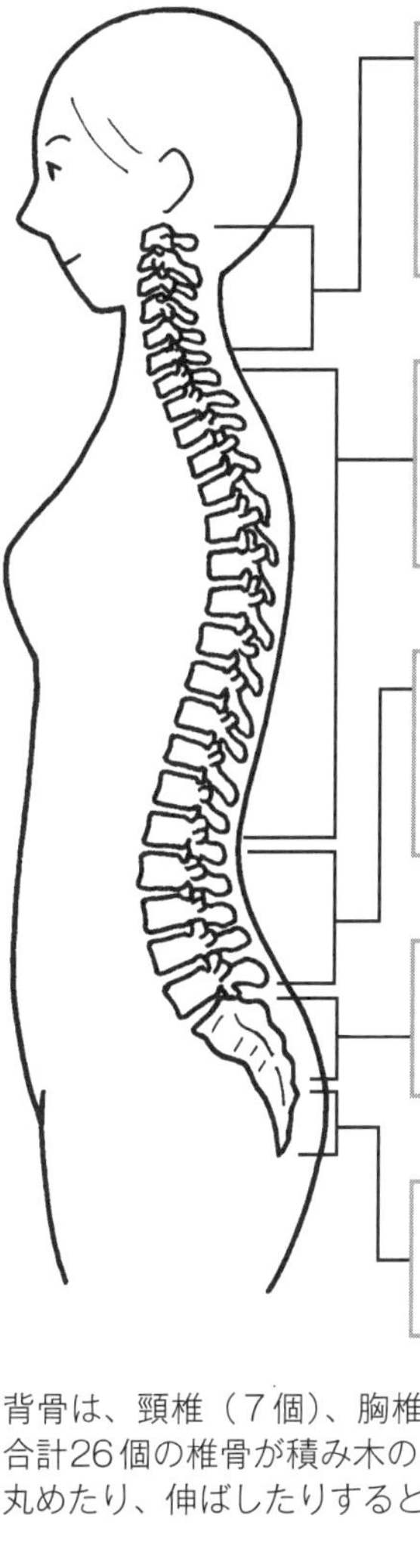

頸《けい》椎《つい》

首あたりにあたる頸椎は、可動域が広いのが特徴。重い頭を支えながら、顎《あご》を上げたり、頭を傾けたり、左や右を向いたり……と、あらゆる方向に動くことができる。

胸《きょう》椎《つい》

胸からお腹あたりにあたる胸椎は、背骨の中で最も数が多いにもかかわらず、関節の可動域が他の骨と比べてとても狭く、凝り固まりやすい。

腰《よう》椎《つい》

腰あたりにあたる腰椎は、５個の椎骨からなる。可動域が広いが、重い体重を支えなければならないため、トラブルも起きやすい。

仙《せん》骨《こつ》

腰椎の下、骨盤の中央に位置する仙骨は、背骨を下から支える土台のような役目をする。

尾《び》骨《こつ》

尻尾の名残である、尾骨。尾骨は人によって持っている数が異なるのが特徴。

背骨は、頸椎（７個）、胸椎（12個）、腰椎（５個）、仙骨、尾骨の合計26個の椎骨が積み木のように積み重なってできている。背中を丸めたり、伸ばしたりするときは、これら26個の骨が連動して動く。

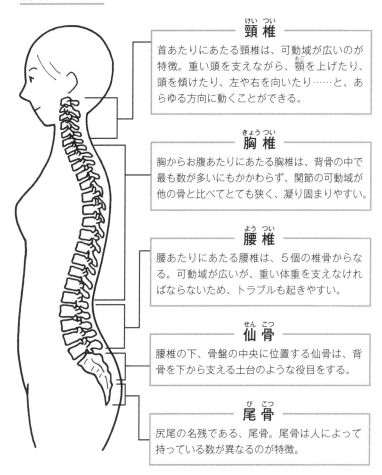

ただ、どこにあるかがイメージできても実際にどうやって動かせばよいのかは、なかなかイメージしにくいでしょう。

胸椎は動かすことも、動いたと意識することも難しい箇所なのです。

この普段の生活の中では、意識できない部分を意識的に動かすことが、痛みをとるために非常に重要なポイントとなってくるのです。

しなやかな胸椎が、体の負担を軽減する

なぜ日常生活の中でなかなか意識できない「胸椎」にあたる背中部分を、意識的に動かすことが体の痛みを緩和していくために大切なのか——。

その理由を、慢性的な痛みの代表格ともいえる、腰痛や首の痛みを例に出してお伝えしましょう。

これらの痛みは、病院でレントゲンを撮っても原因がわからず、シップやマッサージ、コルセットなどの治療法を試しても治らない、または治ったと思ってもぶり返すことが多く、日々悩まされている方が多い痛みです。

腰や首の痛みに悩んでいる方に「なぜ痛みが出たと思いますか？」と質問すると、「使っていない筋肉が固まってしまったから、痛みが出ている」「いつも同じ姿勢が多くて、腰の筋肉をうまく使えていないから、腰に痛みが出た」など、筋肉をうま

く使うことができなかったから、筋肉が凝り固まってしまい、痛みが出たと、答える方が多くいらっしゃいます。

でも、実はそれは逆なのです。**使わなくて固まってしまい、痛みが出てきたというよりも、特定の筋肉や関節を使いすぎて炎症を起こしているから、痛みは生まれることが多いのです。**

背中部分の胸椎には、骨と骨をつなぐ関節の動く範囲が狭く、頸椎、腰椎に比べ、動かしづらいという特徴があります。

背骨というのは違う種類の骨が積み重なってできています。積み重なってできている背骨の間には「関節」があります。この関節があることによって、私たちは前にかがんだり、後ろに反《そ》ったり、体を横にひねったりねじるという動作ができます。

しかし、胸椎はその関節の可動域がもともと狭いので、かなり意識的に動かそうとしないと動きません。その代わり、関節の可動域が広く動かしやすい、首や腰をより多く使って私たちは活動しています。

たとえば、前かがみで仕事をするときは首を前に倒していますし、顔を洗うときは腰を丸めるようにして、うつむいています。

私たちの体は効率よくできており、背中が動きづらいのであれば、それを補うために、関節の可動域がもともと広い、首や腰を無意識に動かすようにして生活しているのです。

どんな道具であっても使えば使うほど摩耗したり、不具合が出てくるものです。長く使いたければそれに応じて、都度メンテナンスをしていくことが大切ですね。

体であってもそれは同じです。

よく動かす部分の骨や筋肉には、そこを動かしたぶんだけの大きな負担がかかっています。**動きやすい首や腰ばかり酷使していれば、首や腰は負担に耐えきれず、痛みを出したり、動かなくなったりしてしまいます。**

また、そういう体の使い方を覚えてしまうと、それが習慣となり、率先して首や腰を動かすという「体の動かし方のクセ」がついてしまうので、さらに首や腰に負担をかけてしまう……という悪循環にも陥ります。

患者さんを診ていてもわかりますが、背中が硬ければ硬いほど、何かするときに違う部分を動かさざるを得ないので、首や腰に不調を抱えてしまう方が多いのです。

ここまでお伝えすると、なぜ体の痛みを消すには「胸椎」を動かすのが大事かということが、わかっていただけたのではないでしょうか。

背骨の中でも、とくに動きにくい胸椎の部分の柔軟性を高めることで、背中全体の可動域を広くして、首や腰を動かさずに背中を動かせるようにする。

こうして、これまで首や腰にかかっていた負担を減らし、結果的に痛みを消すことができるのです。

痛みを生む「硬い背中」は、骨と筋肉の連携でつくられる

ここまで背中＝胸椎を動かし、やわらかくすることが、体の痛みをとるための重要なポイントであるとお伝えしてきました。

背中には、胸椎の他にも、体の痛みに関係するもうひとつの大事なポイントがあります。それが「脊柱起立筋《せきちゅうきりつきん》」という、体の中で大きな割合を占める筋肉の集まりです。脊柱起立筋は、背骨に沿うように存在する大小さまざまな筋肉で構成されています。

胸椎の可動域を広げると同時に、この脊柱起立筋をほぐしゆるめることが、体の痛みの緩和につながります。

脊柱起立筋は、体の中で最も長い筋肉です。長くて太い筋肉が、背骨（頸椎・胸椎・腰椎・仙骨）に沿って背中をずっと走っています。

この筋肉の役割は、重力に逆らって背骨を支え、私たちの姿勢を正してくれること。私たちは寝ているとき以外は常に上体を起こしているので、一日の大半はこの筋肉を使っていることになります。そのため、**脊柱起立筋は収縮している時間が長く、筋肉の中の血流も悪くなりがちです**。血流が低下すれば、疲労物質や老廃物などが筋肉内に滞ることが多くなります。この結果、筋肉にコリやハリが発生し、筋肉自体がだんだん硬くなっていくのです。

また、**脊柱起立筋は胸椎だけでなく、首の部分にあたる頸椎と、腰の部分にあたる腰椎にも沿っているので、首や腰への影響も非常に大きい筋肉です**。脊柱起立筋が硬くなって、血流が悪くなったり、硬くなった筋肉が神経を締めつけ圧迫したりすると、この筋肉とつながっている首や腰はもちろん、首の先にある頭や、腰からつながる股関節やお尻のあたりまで痛みが出ることがあります。

反面、首からお尻まで縦に長く、太く走っている大きなこの筋肉をやわらかくすれば、首や腰の痛み、頭痛、股関節痛など、さまざまな痛みを改善することができる可能性も非常に高いのです。

背骨と脊柱起立筋《せきちゅうきりつきん》の関係

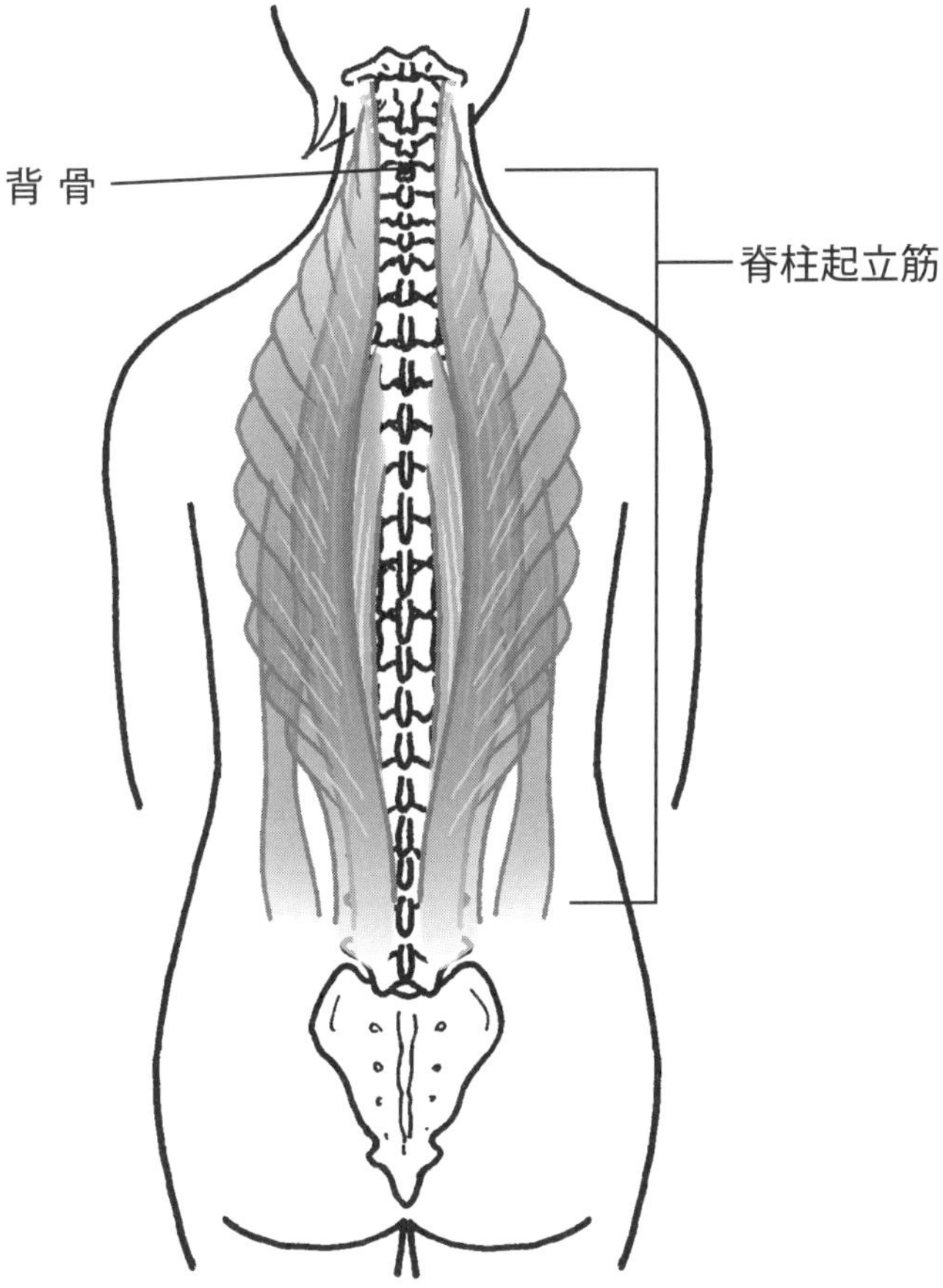

首から腰まで、背骨にぴったりと添うようにして、背骨の両側に存在している大きな筋肉が脊柱起立筋。脊柱起立筋を構成する筋肉が硬くなれば、背骨の動きも悪くなってしまう。

さらに、脊柱起立筋の柔軟性は、胸椎の可動域にもダイレクトに関係します。

前ページの図を見ていただくと、よくわかるかと思うのですが、脊柱起立筋は背骨の両側にぴったり添っているので、この筋肉と背骨の動きはお互いに連携しています。

つまり、脊柱起立筋が硬くなり動きが悪くなれば、背骨の動きも悪くなるということ。

背骨の中でもとくに動きの悪い胸椎は、その影響をもろに受けてしまうのです。

もし、あなたが「背中が丸まってきた」と感じているのであれば、それは胸椎が丸まっていることであり、さらには胸椎のまわりにある脊柱起立筋が固まって動かないということでもあるのです。

また、後ほどご紹介しますが、背中には脊柱起立筋の他にも、首から肩にかけて存在する僧帽筋《そうぼうきん》、背骨にくっつくように存在する回旋筋《かいせんきん》など、さまざまな筋肉があります。これらの背中の筋肉を動かしてゆるめることも、背中の柔軟性を保つためには重要です。関節と筋肉、そのふたつを同時に効果的に動かすことで、しなやかで柔軟性の高い背中を手に入れることができるのです。

背中の筋肉をほぐせば、痛みの原因を根本から改善できる

脊柱起立筋をほぐし、やわらかく保つことは、単純にその部分につながる首や腰などの体の一部分の痛みをなくすことにとどまりません。

背中の大きな筋肉、脊柱起立筋をほぐすことは、足や手なども含む、全身の痛みを根本から改善していくことにもつながるのです。

先ほどもお伝えしたとおり、脊柱起立筋は全身に対して占める割合が大きい筋肉です。そのため、この部分が凝り固まり、血流が低下すると、全身の血行も悪くなってしまいます。

痛みと血行の良し悪しは、一見そこまで深い関係がないように思えますが、実は大いに影響し合っています。

全身をめぐる血液は、体の各所に酸素や栄養素などの必要な栄養を届け、不要な老廃物を回収する役目を果たしています。

背中部分の大きな筋肉で血液の流れが滞れば、全身に十分な栄養も酸素も行きわたらず、痛みや不調の原因となる老廃物や疲労物質もしっかりと回収されないため、体の各所で老廃物の溜め込みがおき、その結果、痛みや不調が生まれてしまうことが多々あるのです。

また、背骨からは、全身に向かって無数の神経が広がっています。

背中の筋肉の血流が低下し、筋肉が硬くこわばれば、背骨から全身へと広がる神経を圧迫し、神経伝達の妨げになってしまうのです。

神経圧迫が生じれば、脳という体の司令塔からのメッセージを体の末端まで届けることはできず、体の各所の筋肉の動きも悪くなり、ますます体中のコリや痛み、疲れがひどくなってしまいます。

血管と神経伝達の流れをスムーズにするには、血行を改善することが必要となってきます。

血行をよくするには、筋肉のポンプ作用をスムーズに働かせることが重要です。筋肉には、収縮したときに血液を押し出し、弛緩《しかん》したときに血液を流入するという「ポンプ作用」というものがあります。血液は心臓によって全身に送り届けられていますが、これだけでは全身くまなく血液を循環させることが難しいため、筋肉自体が収縮して血液を取り入れたり、送り出したりしているのです。

ただ、このポンプ作用が正常に働くのは、筋肉がやわらかいとき。つまり、硬くこわばった筋肉であれば、このポンプ作用はうまく働かず、血行不良に陥ることが多いのです。

背中の大きな筋肉をやわらかくし、筋肉のポンプ作用をスムーズに働かせることで、背中に滞りがちな血液を全身に押し流し、体全体の血流を高める。それによって神経伝達の流れもスムーズにする――こうして**背中の筋肉をゆるめることで、痛みの原因に根本からアプローチすることができるのです。**

たった5回で痛みが和らぐ「背中ゆるめストレッチ」

ここまで、背中の関節と筋肉を動かし、ゆるめることが、全身の痛みを緩和、解消するために有効な方法だとお伝えしてきました。
本書では、背中の関節と筋肉を効果的にゆるめ、ほぐすことができる方法として「背中ゆるめストレッチ」を紹介していきます。

背中ゆるめストレッチは、背中、つまり胸椎部分の関節と筋肉に焦点をあてて行うストレッチです。

それだけですと、どこにでもある背中のストレッチだと思われがちですが、**背中ゆるめストレッチでは、腕を真上にグーッと伸ばすなど、背中を「単純に伸ばすような動き」は一切行いません。その代わりに行うのは「ひねる動き」です。**詳しいやり方は第2章でお伝えしますが、肩や胴体に手をあて、左右に5回ずつ、体をきゅっとひねるだけの誰でもできる簡単な動きでつくられています。

どんな人でも簡単にできる動きでありながら、痛みの緩和に対して大きな効果を得られるのは「ひねる動き」のおかげです。


背中をひねる動きというのは、スポーツなどをしていなければ、なかなか行う機会がありません。**しかし、筋肉を伸ばすときに「ひねり」を加えることは重要です。**ひねる動きをすれば、普段運動などをしていない人であっても、最大伸長まで簡単に筋肉を伸ばすことができるのです。


筋肉に柔軟性を持たせるには、筋肉を最大限まで伸ばすことが大切です。

しかし、子どものころから運動経験がある方でも、自分の体や筋肉の性質・特徴については把握していないところも多く、「最大限に筋肉を伸ばす」とか「最大限に筋肉が伸びていると意識する」ことは難しいのではないでしょうか。

また、普段運動を行わない方や、もともと体が硬い方であれば、単純に一方向に体を伸ばしキープするだけでは、伸ばしたときの痛みなどにより、最大伸長まで筋肉を伸ばし続けることが難しい場合も多いのです。

しかし、「ひねる動き」をストレッチに組み合わせれば、簡単な動きで楽に最大伸長まで、背中の筋肉を伸ばすことができます。

水分を含んだタオルを効果的に絞るとき、ただ縦に引っ張ったり、折りたたんだりする人は、ほとんどいないでしょう。ねじって絞る人がほとんどです。そのほうがタオルの繊維がよく伸び、水分を効果的に絞り出すことができるからです。

これと同様に、筋肉も、ただ縦に伸ばしたり、折りたたむだけで最大伸長に到達するのは難しいものです。ひねる動きを加えることで、1本1本の筋繊維を簡単にギューッと伸ばしきることができます。

硬くなっている背中の筋肉がしっかりゆるめば、胸椎の関節もほぐれてよく動くようになります。これによって、背中の可動域が広がり、首や腰にかかる負担を軽減していくことができるのです。

ひねる動きは痛み予防にも効く！

実は、背中をひねるストレッチで「今ある痛みを改善する」だけでなく、これから起こりうる痛みを予防することもできるようになります。

そこでポイントとなってくるのが、筋肉の質です。

「筋肉の質」といわれても、うまくイメージできない方もいらっしゃると思います。

まず、筋肉とはどういうものなのか、そこから考えていきましょう。

筋肉はたくさんの筋繊維が集まってつくられており、「束」のようになっています。

ワラや糸が、ひもなどで束ねられている様子をイメージすると、わかりやすいでしょう。

筋肉を構成する1本1本の筋繊維には寿命があり、生まれては消え、また新しい筋繊維が生まれては消えるという繰り返しが、筋肉の中で行われています。

そして1本1本の筋繊維は、生まれたときから良質だったり、あまり質がよくなかったりと、さまざまな性質を持っているのです。

質がよい筋繊維とは、伸縮性が高く切れにくい筋繊維です。この筋繊維が多い筋肉は血流がよく、老廃物や疲労物質を溜めにくい特徴があります。また筋肉自体も強くて丈夫なものになります。

対して、質が悪い筋繊維とは、硬くて切れやすい筋繊維です。この筋繊維が多い筋肉は血液や老廃物が滞りやすく、簡単に傷ついてしまいます。

質のよい筋繊維が多ければ多いほど、筋肉はやわらかく、血行のよい状態を簡単に保てるようになり、痛みの原因である老廃物や疲労物質を溜め込むこともなくなります。

つまり、質のよい筋肉が多ければ多いほど、痛みや不調に悩まされる確率が少なくなるといえるのです。

筋肉は、筋繊維が束になって構成されている。

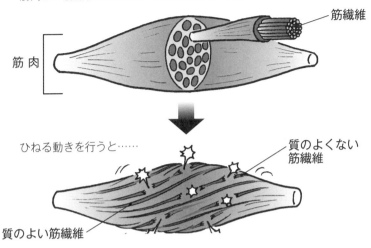

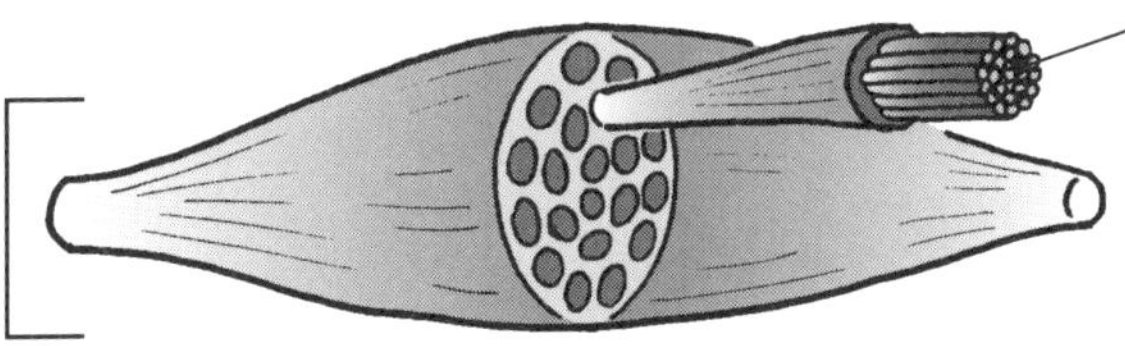

ひねる動きを行うと……

負荷に耐えられる良質な筋繊維は残り、耐えられない質の悪い筋繊維は切れていく。

ひねる動きは、この筋肉の質を高めることにも効果を発揮します。

私たちが体を動かすと、それに伴って筋肉が動いて筋繊維に負担がかかり、負担に耐えきれない質の悪い筋繊維からプチプチ切れていきます。このメカニズムを活用し、筋繊維に負荷をかける動きをすることで、弱い筋繊維をあえて切り、新しい筋繊維が早く生まれてくるようにするのです。

筋繊維に効果的に負荷をかけることができるのが、一方向に伸ばす動きよりも、本書で紹介するような「ひねる」動きです。**ひねることによって、繊維をよじり合わせて引っ張る動作となるので、普段**

はなかなか動かさない部分の筋繊維も含め、筋繊維全体にしっかりした負荷をかけられます。その結果、より効果的に質の悪い筋繊維を切ることができるのです。

ひねる動きでつくられた、背中ゆるめストレッチを毎日繰り返すことによって、背中部分の筋肉の新陳代謝が活性化され、良質の筋繊維の数が増えていきます。

また、筋肉が良質で柔軟な筋繊維でできていれば、老廃物や疲労物質が溜まりにくくなるのはもちろん、背中自体の柔軟性が増します。背中がしなやかに動けば、痛めやすい首や腰を守るような体の動かし方も自然にできるようになるのです。

ひねる動きで背中の筋肉の質を高めることで、多方面から痛みの予防ができるのです。

どんな人でも結果が出る「背中ゆるめストレッチ」の秘密

背中をきゅっとひねるだけで、体の痛みが消えていく背中ゆるめストレッチ。

このストレッチを、痛みに悩まされている患者さんに試してもらおうとすると、

「こんな簡単なことで痛みが軽くなるの？」

なんて、ちょっと半信半疑に言われてしまうこともあります。

そんなとき私は、

「簡単だからこそ、価値があるんです」

と、お話ししています。

背中ゆるめストレッチは、誰でもできる簡単な動きでつくられています。

私はこれまでにメディカルトレーナーとして、アスリートなどの第一線で日々体

を動かしている方々も含め、世界中のあらゆる体形、あらゆる疾患を持つ方を診てきました。患者さんがつらい痛みや不調に苦しむ時間が減るように、施術の際には、普段の生活の中でも行えるストレッチや運動、気をつけるべき生活習慣なども、お伝えするように心がけています。

そのような経験の中で感じたのは、どんなによく効くストレッチであっても、誰もが継続してできなければ意味がないということです。

いくら効果があっても、複雑なストレッチや運動では毎日続けるのは難しく、継続してできなければ、不調や痛みを断ち切ることはできなくなってしまいます。

誰でもできるように、ごくシンプルに、簡単につくってある背中ゆるめストレッチだからこそ、継続することでその効果を実感していただけるのです。

さらに、普段なかなか動かさない背中を動かすため、ストレッチが終わった後の体の軽さや、心地よさは格別です。患者さんの中には、痛みが解消された後でも背中をきゅっとひねることで生まれる「気持ちよさ」がクセになって、毎日ストレッチを続けてくださっている方もいます。

「気持ちよさ」を感じることができるストレッチであるということも、ストレッチを継続し、効果を出すためには大切なことだといえるでしょう。

「ひねる」という特殊だけれど、簡単で続けやすい動きで、普段動かさない背中部分をダイレクトに動かし、痛みや不調を確実に改善できる——。

背中ゆるめストレッチは、延べ60万人以上の体を診たからこそ、たどり着くことができた、効果的で続けやすいストレッチなのです。

痛みには、運動よりもマッサージよりも、ストレッチが効く

痛みを抱えている方が手軽に行えるのが「マッサージ」ですね。マッサージは、うまく行えば血行をよくするのに抜群の効果があります。マッサージを自ら行う方は、「もむのが気持ちいい」と言いますが、**メディカルトレーナーとしての立場でいわせていただくと、実は自らもむマッサージはあまりおすすめできません。**

なぜなら、マッサージは筋肉を傷つけてしまう可能性が高いからです。プロの方など、マッサージがうまい専門家にやってもらうのであれば問題ないのですが、やり方を間違えると筋肉を不用意に傷つけ、筋肉の中で内出血を起こしてしまう可能性もあります。

筋肉は予想以上に外的な刺激にもろいので、ちょっと押されるだけで筋肉をつくっている筋繊維が切れて、内出血を起こしてしまうのです。

転んで体を打ち、内出血することがありますが、マッサージによって同様に筋肉を傷つけ、筋肉の中にそうした小さい出血の塊をつくっていることは、意外にも知られていません。血の塊は血液の流れを滞らせるため、結果的に筋肉の血流が悪くなり、筋肉が硬くなってしまいます。

実は「肩が凝る」「首が凝る」という「コリ」の原因の中には、この内出血によるものもあるのです。

「マッサージするのがやめられない」「クセになる」ということは、もむことによってどんどん筋肉が硬くなり、もっと強い刺激でないと「筋肉をもんでいる」という感覚すら、得られないからです。

クセになるほどの強い刺激は、筋肉を傷つけ硬くすることにつながりますので、注意が必要です。**手軽に家族内などでやりがちなマッサージですが、うまくやらないとかえって逆効果になってしまうこともあるのです。**

では、運動の効果はどうでしょうか？

運動には、ウォーキングのようなベーシックなものから、テニスのように強度が高いものまでいろいろありますね。運動をすること自体はとてもよいことなのですが、運動中、筋肉が最大伸長する機会は意外にも少なく、そういう点で考えると、痛みに対して即効性があるとはいえないでしょう。

ウォーキングを見てみましょう。歩くことによって脚の筋肉が使われて伸びたり縮んだりしますが、ウォーキングの目的は歩くことなので、筋肉を最大限に伸ばす動きをしているわけではありません。

筋肉を使わないでいるより、使ったほうが固まりにくいのは確かですが、筋肉をゆるめて痛みを取り除くためには、運動は効率がよいとはいえないのです。

やはり、筋肉を絞るようにひねるストレッチが、筋肉の表面も深部も含めて伸ばすことができ、さらに、楽に最大伸長を目指せます。ストレッチなら特別な訓練がいらないので、誰でもすぐに始められるという利点もあります。

また、背中でいえば「脊柱起立筋を伸ばそう」というように、ストレッチでは目指す筋肉や関節をピンポイントに絞って、的確に伸ばすことができます。ですから、よく考えられたストレッチを行えば、効果が出るのが早くて、大きいのです。

本書で紹介している背中ゆるめストレッチは、まさにそれです。

背中に的を絞ったストレッチだから、すぐにゆるんだという実感を得ることができ、それが痛みの軽減につながります。

現在、運動をしている方も、その健康効果を上げたり、一歩上にレベルアップするには、筋肉をやわらかくして、質のよい状態に保っておくことが非常に重要だといえるでしょう。

第2章

実践！背中ゆるめストレッチ

まずは、背中のどこが固まっているかを知ろう

それでは、ここからストレッチの実践編に移りたいのですが、その前にまず、あなたの背中のどの部分が硬いのかを具体的にチェックしてみましょう。

自分の背中の中で硬い部分、やわらかい部分がわかれば、どのストレッチを優先して行うべきかなどの指針にもなります。

このチェックでは、手の位置を変えて、上体を2回後ろに反らせます。その反り具合によって、背中の上部が硬いのか、中・下部が硬いのか、両方なのかということがわかるのです。

ただし、後ろに反るという動きは普段の生活ではあまりしない動きなので、くれぐれも無理のない範囲で行ってみてください。あなた自身が、自らの体の状態を把握することがこのチェックの目的です。

背中の硬さをチェックしよう！

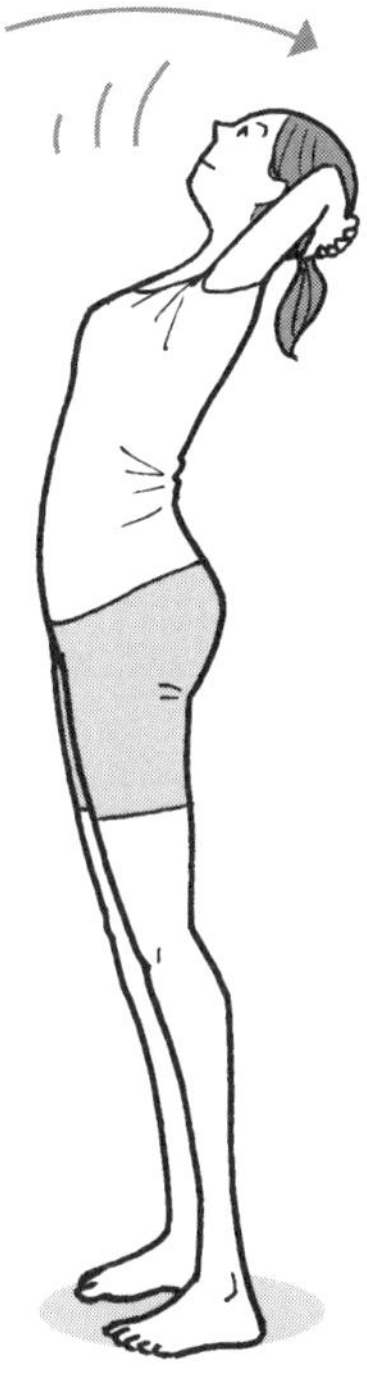

①

足を肩幅ぐらいに開いて真っすぐに立ち、両手を後頭部で合わせ、胸を開くようにして、上体をグーッと後ろに反《そ》らす。

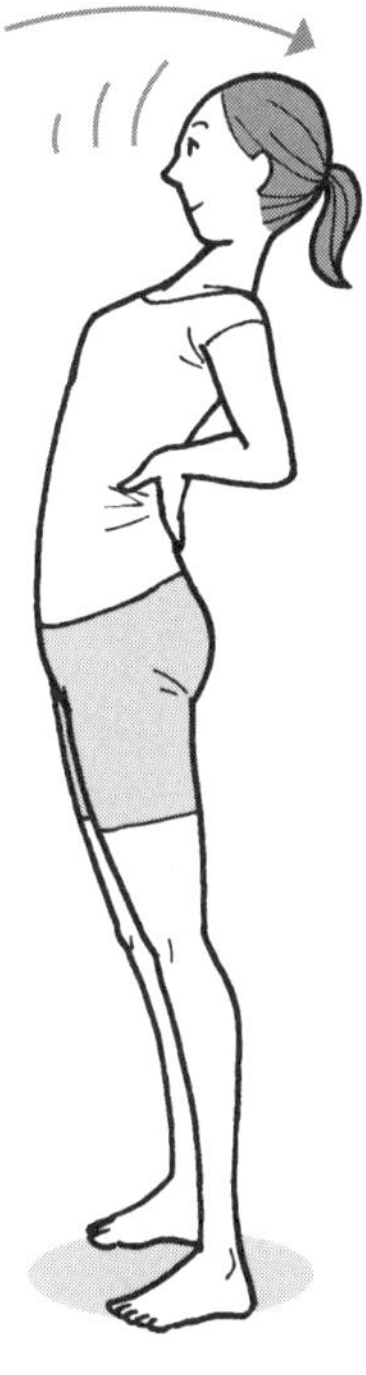

②

足を肩幅ぐらいに開いて真っすぐに立ち、両手を肋骨《ろっこつ》のあるあたりの脇腹にそれぞれあてて、上体をグーッと後ろに反らす。

※できる限り、首や腰を反らせずに背中で反るように意識してください。足腰に不安のある方は無理をせず、できる範囲で行ってみましょう。

いかがでしょうか？　①と②では「反りづらさ」が違う方が多かったのではないでしょうか。この違いが背中の硬さがどこにあるのかを示しています。

これからご紹介する背中ゆるめストレッチは全部で5つありますが、ひとつのストレッチにかかる時間は10秒ほど。すべてのストレッチを行っても1分もかかりません。

背中ゆるめストレッチでは背中の柔軟性を高めるため、脊柱起立筋を中心に、背中にあるさまざまな筋肉を伸ばします。それぞれのストレッチで、伸ばすことができる筋肉が異なるので、背中全体のしなやかさを保つためにも、基本的にはできれば、すべてのストレッチを行ってほしいと思っています。

ただ、どうしても時間がないときなどは、ご自身の体の状態に合ったストレッチだけを行ってもかまいません。先ほどのチェックでわかった「反りづらさがある部分＝背中の硬い部分」に的を絞って、ストレッチを行いましょう。

とくに①で反りづらいと感じた方

背中の上部が硬くなっている可能性が大きいです。上部のメンテナンスをしっかり行いましょう。背中の上部をほぐすには、74ページでご紹介するストレッチ「1.背中の上部ひねりストレッチ」がとくに効果的です。時間がないときなどは、「背中の上部ひねりストレッチ」だけでも行うとよいでしょう。

背中の上部の硬さで起こりやすい症状は、首や肩の痛み、頭痛、四十肩・五十肩、高血圧、目の疲れや乾きなどです。

とくに②で反りづらいと感じた方

背中の中・下部が硬くなっている可能性が大きいです。中・下部のメンテナンスをしっかり行いましょう。

背中の中・下部の硬さで起こりやすい症状は、腰の痛み、股関節痛、胃腸などの内臓の不調、生理痛などです。背中の中・下部をほぐすには、76ページでご紹介するストレッチ「2.背中の中・下部ひねりストレッチ」がとくに効果的です。時間がないときなどは、「背中の中・下部ひねりストレッチ」だけでも行うとよいでしょう。

①も②も同じぐらい反りづらいと感じた方

背中全体が硬くなっている可能性があります。上・中・下部、背中全体のストレッチをしっかり行うことが必要です。

この場合は、1~5までのすべての背中ゆるめストレッチを行いましょう。背中全体が硬いことで多い症状は、冷え性、不眠、疲れやすさやだるさ、自律神経失調症、免疫力の低下、太りやすさなどです。

とくに反りづらいと感じなかった方

もしかしたら、自分の体の状態にあまり頓着《とんちゃく》がないタイプかもしれません。

74ページ以降で紹介する背中ゆるめストレッチのどれかひとつを行ってから、改めてこのチェックをやってみてください。背中ゆるめストレッチを行うことで、最初より反りやすくなったと感じたら、あなたの背中は硬くなっているといっていいでしょう。

そんなに反りづらくはないが、①と②では反り方が違うと感じた方

今はまだ痛みや不調といった具体的な症状が出ていなくても、これから現れる危険性を秘めています。予防は最大の防御です。背中が完全に硬くなってしまう前に、背中ゆるめストレッチでのメンテナンスをぜひ始めてみてください。

このチェックテストは、自分で感じるものです。鏡で自分を映してみて反り方をチェックしたり、誰かに見てもらったりして、「こんなに反れたから大丈夫」とか「これじゃ全然ダメ」などと判断するものではありません。また、がんばって、たくさん反る競争でもありません。自分の体の声によく耳を傾けながら、チェックしてみてください。

1分で体が変わる！「背中ゆるめストレッチ」のやり方

背中の硬さがしっかりチェックできたところで、背中ゆるめストレッチの実践に移りましょう。最後の「ストレッチ」以外は、立った姿勢で行います。

「一日中、座りっぱなし」という人は立って行うと、股関節まわりの刺激によって、下半身への血流も促進されます。

仕事中やテレビを見ているときなど、ちょっとした時間にサッと行って、背中のコリをほぐし、血流をよくすることができるでしょう。

5つのストレッチを全部行っても、たった1分で終了。すき間時間を見つけて、いつでもできますし、真剣にやればうっすら汗ばむほど血流がよくなり、代謝が上がります。

◎「背中ゆるめストレッチ」のポイント◎

・ストレッチは全部で5つ。全部できなくてもOKです。できるストレッチを毎日行って、背中に刺激を与え続けていくことが大事です。

・ストレッチでは勢いをつけて、背中をひねります。ひねった状態をキープする必要はありません。

・体が硬ければ、ひねられるところまで動かしましょう。ここまでひねることが必要といったゴールはありません。

・「腕が上がらない」「手が届かない」といったストレッチがあったら、自分ができる範囲内で動かして、ストレッチを行いましょう。

・朝と夕方の1日2回できればベスト。時間がなければ、1日1回でもOKです。

・肩に力を入れず、脱力した状態で行うようにしましょう。

・ひねったところで息を吐くようにすると、楽に体をひねることができます。

1. 背中の上部ひねりストレッチ

このストレッチでは、首から背中上部にかけて存在する大きな筋肉、僧帽筋《そうぼうきん》と、背骨の一つひとつに付着している回旋筋《かいせんきん》をしっかりほぐすことで、背中の上部をやわらかく保ちます。肩こりや首の痛みもダイレクトに改善。

伸ばす筋肉

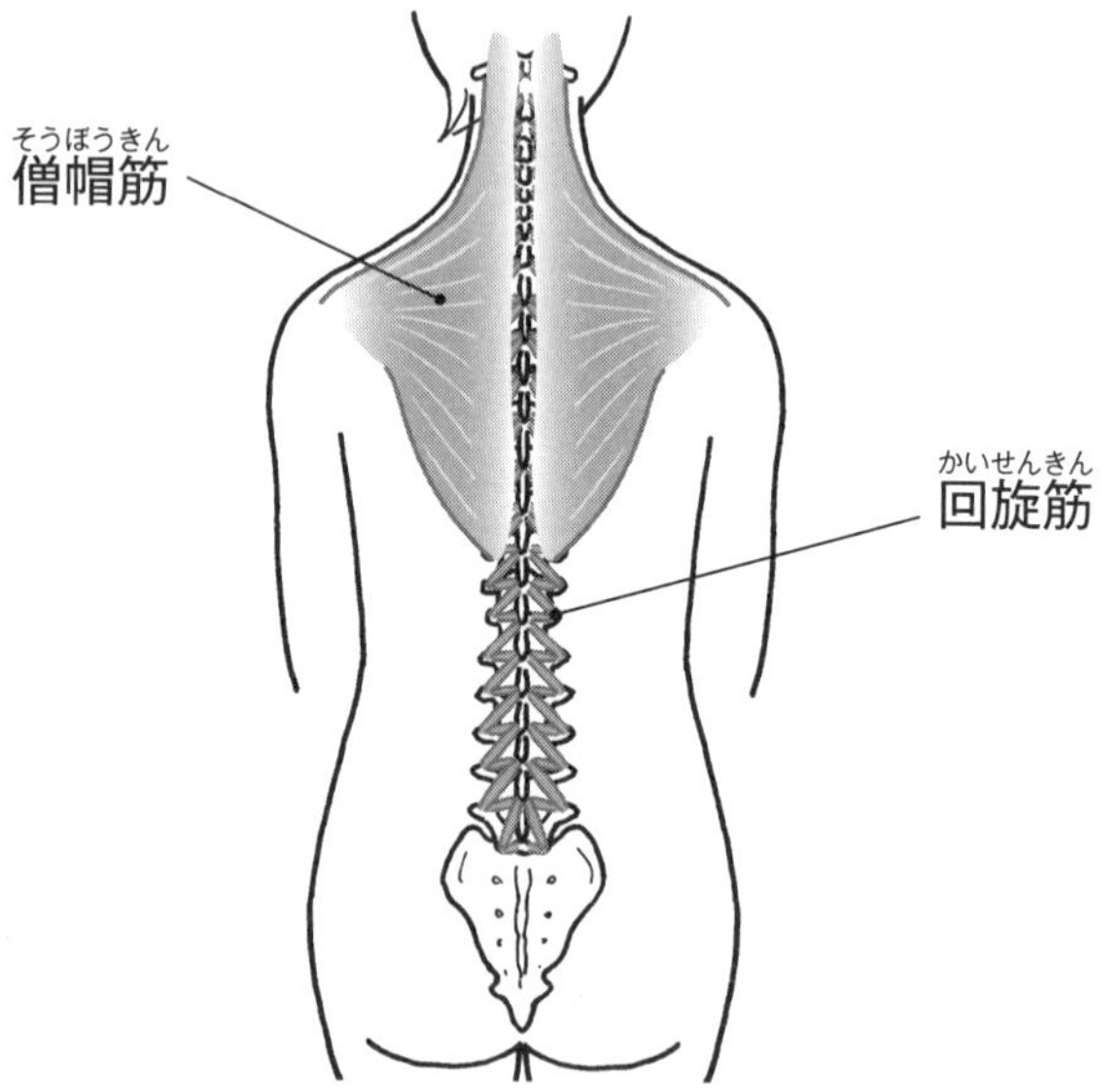

ポイント

上体をひねるとき、顔をできる限り上体をひねった方向と反対に向けるイメージでストレッチをしましょう。こうすることで筋肉を最大限に伸ばすことができます。ひねるとき、顔を向けている方向の後方に視線をおくよう意識すると顔の動きを抑えられます。

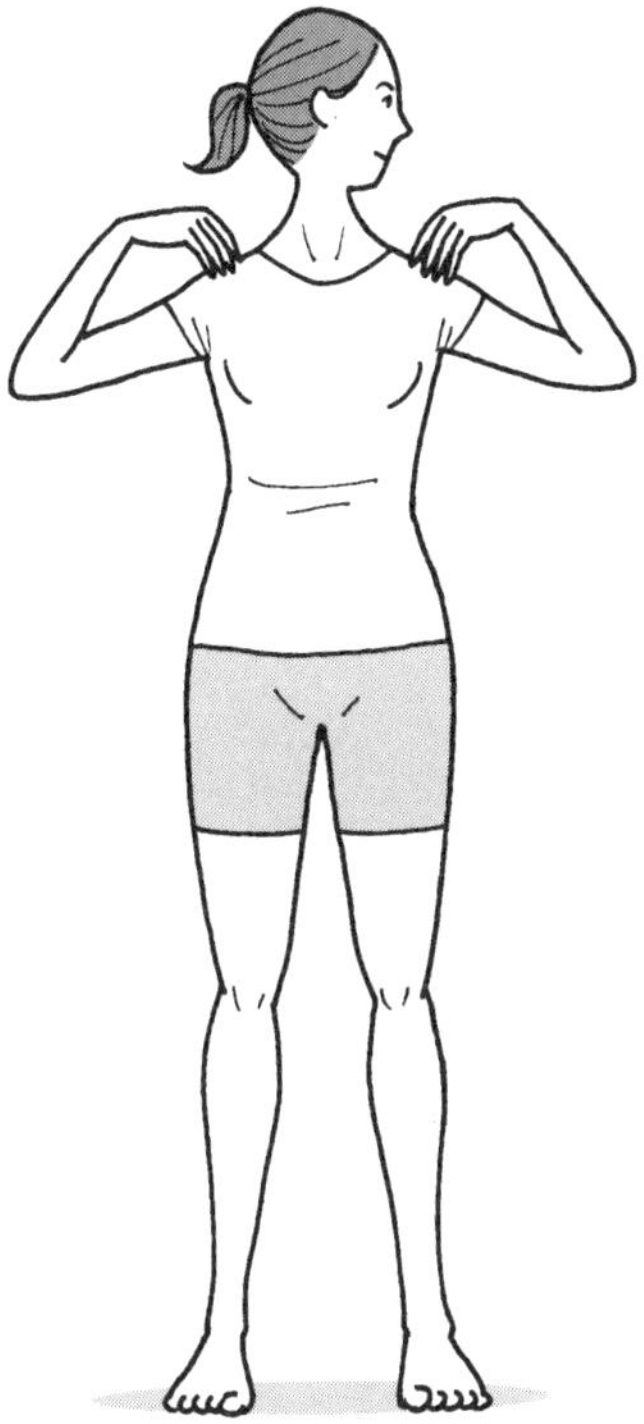

①

足を肩幅ぐらいに開いて立つ。

胸を張るようにして、腕を外に開き、左手の先を左肩、右手の先を右肩につけ、顔を左に向ける。

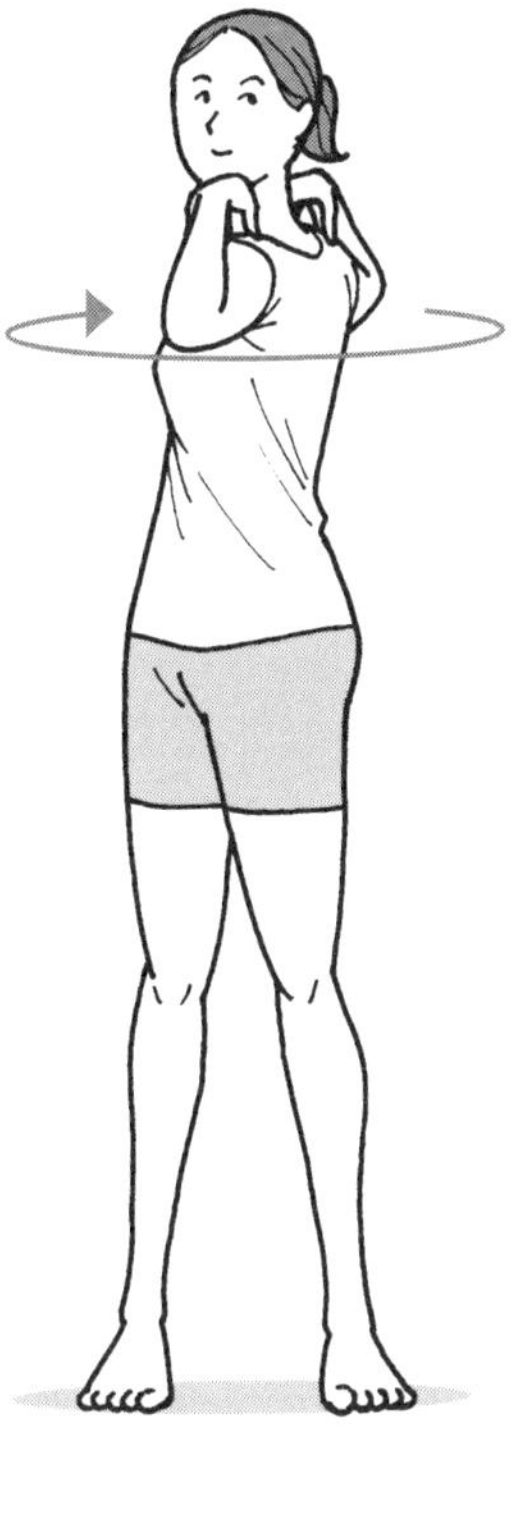

②

その状態でできる限り顔を左に向けながら、左肘が体の前方にくるように上体をひねる。これを５回行う。

今度は顔を右に向け、反対側も同様にして５回行う。

2. 背中の中・下部ひねりストレッチ

このストレッチでは回旋筋、背中の中・下部に広がる大きな筋肉の広背筋《こうはいきん》、背骨に沿うように存在する頸半棘筋《けいはんきょくきん》をほぐします。背中の中・下部をゆるめることで、腰の痛みや内臓の不調などを改善できます。

伸ばす筋肉

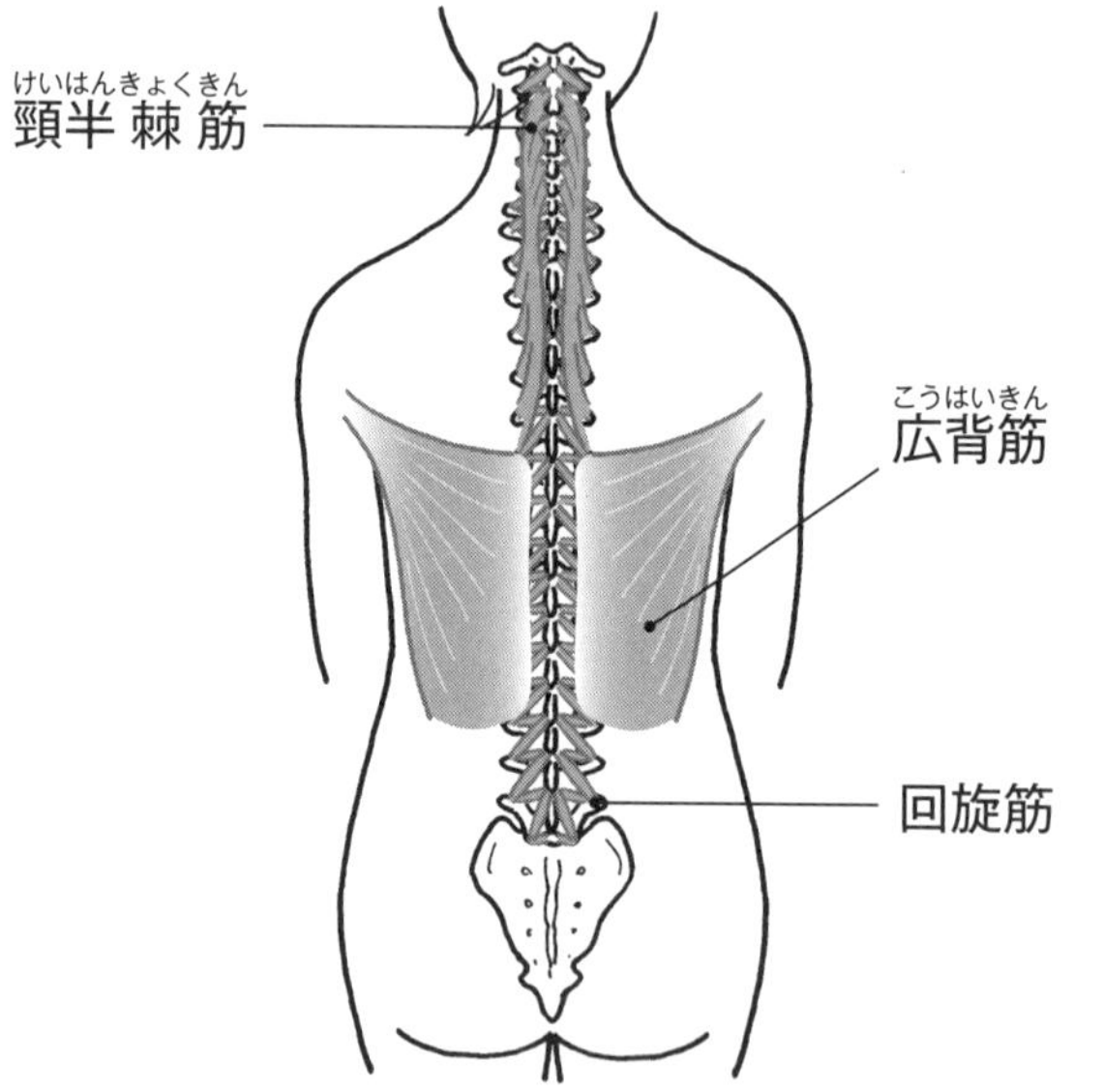

ポイント

基本的に「背中の上部ひねりストレッチ」と同様。上体をひねるとき、顔をできる限り上体をひねった方向と反対に向けるよう意識しましょう。

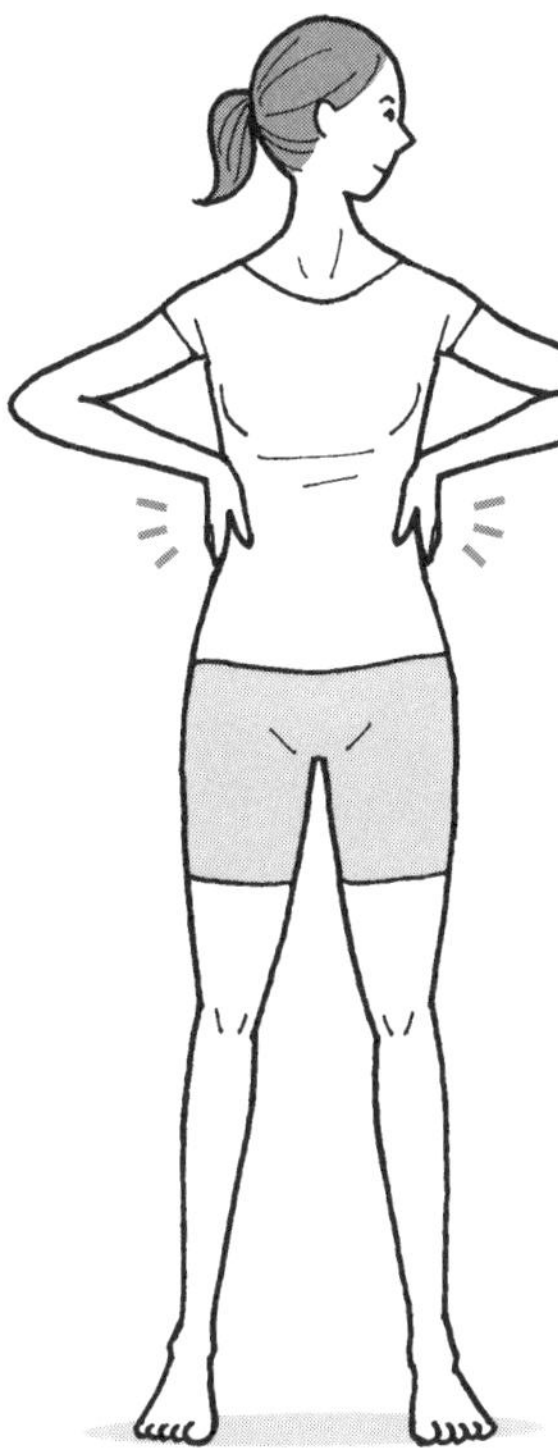

①

足を肩幅ぐらいに開いて立つ。

両手を肋骨近くの脇腹へ、親指が前方に、他の四指が後方にくるようにそれぞれ置いて、胸を開き、顔を左に向ける。

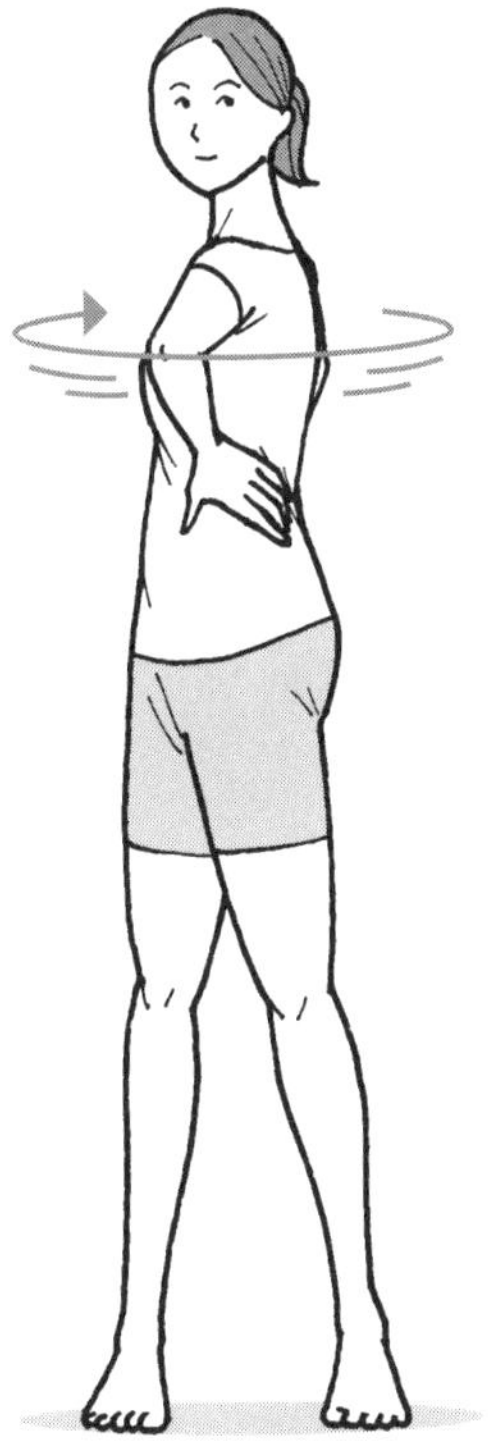

②

その状態でできる限り顔を左に向けながら、左肘が体の前方にくるように上体をひねる。これを５回行う。

今度は顔を右に向け、反対側も同様にして５回行う。

3. 背中の肩甲骨部を開くストレッチ

このストレッチでは、肩甲骨あたりにある棘上筋《きょくじょうきん》、棘下筋《きょくかきん》、肩付近にある三角筋と、僧帽筋をほぐします。背中の筋肉と、背骨の可動域に影響を持つ肩甲骨まわりの筋肉を一緒に動かすことで、背骨の柔軟性を高めます。

伸ばす筋肉

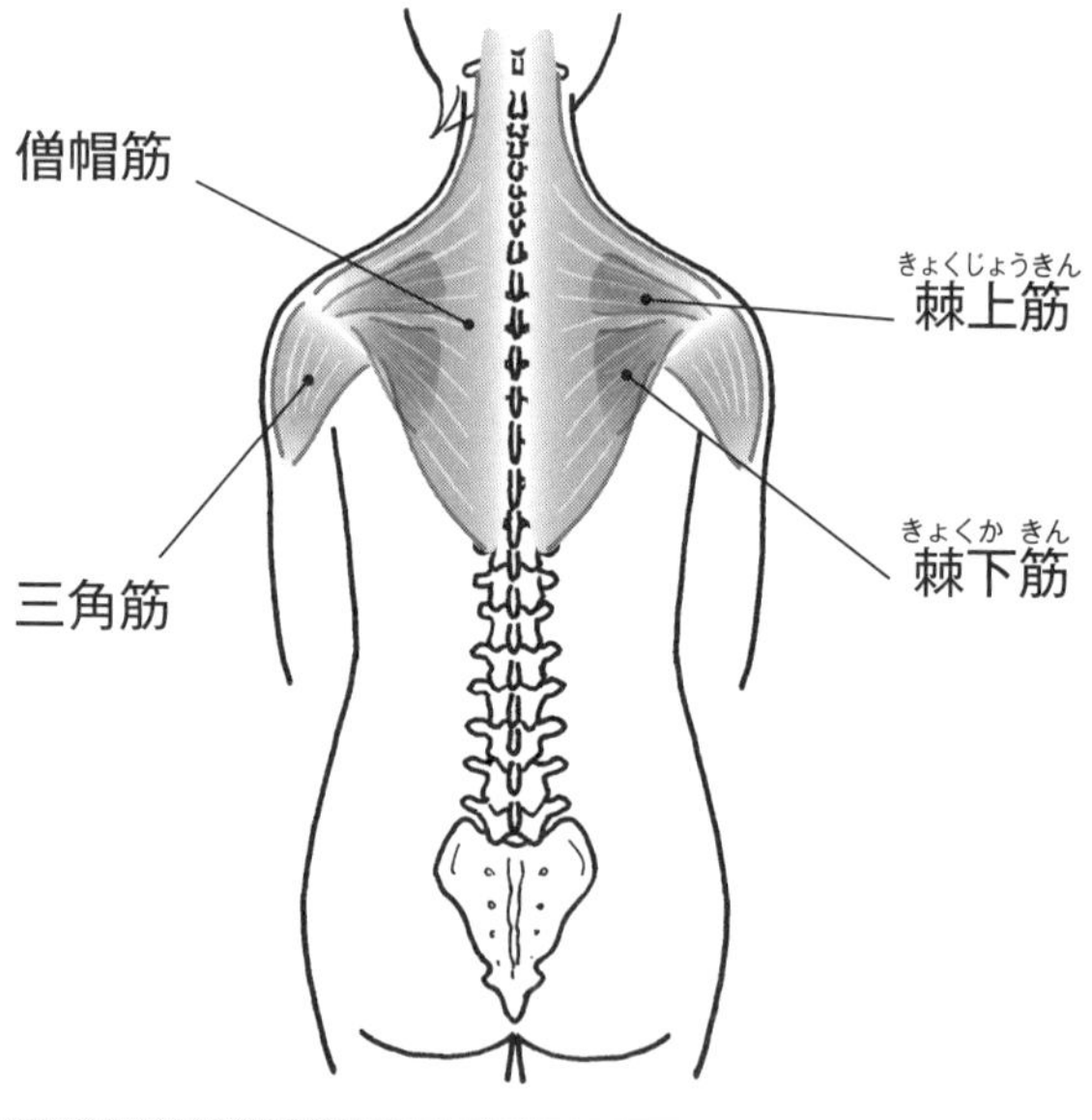

ポイント

支えられている側の手のひらが、きちんと正面を向くように手をしっかりひねり、かつ、腕を胸にぴったりとつけるよう意識した状態で、体をひねること。正しく行うことで、背中の可動域だけでなく、肩甲骨の可動域も大きく広がります。

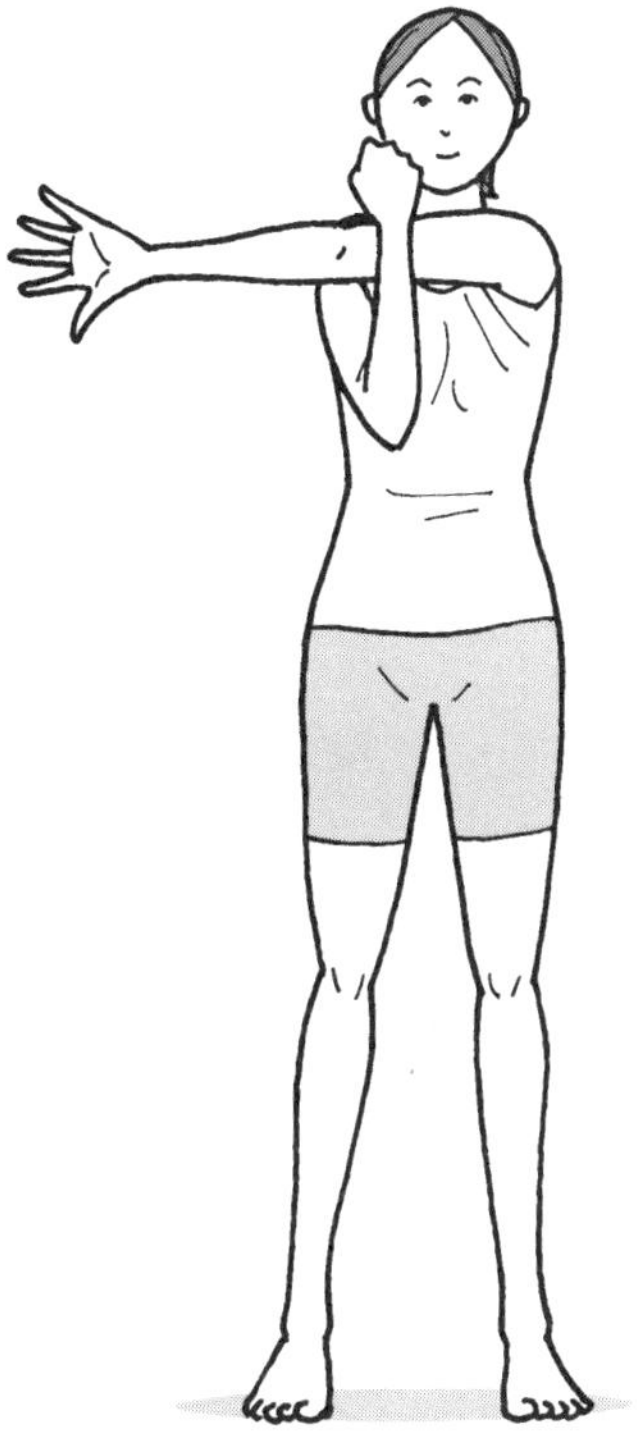

①

足を肩幅ぐらいに開いて立つ。左手を体の前にもってきて、右手で左肘の肩寄りのあたりを支える。左手のひらを開き、開いた状態のまま、左手のひらを正面に向ける。

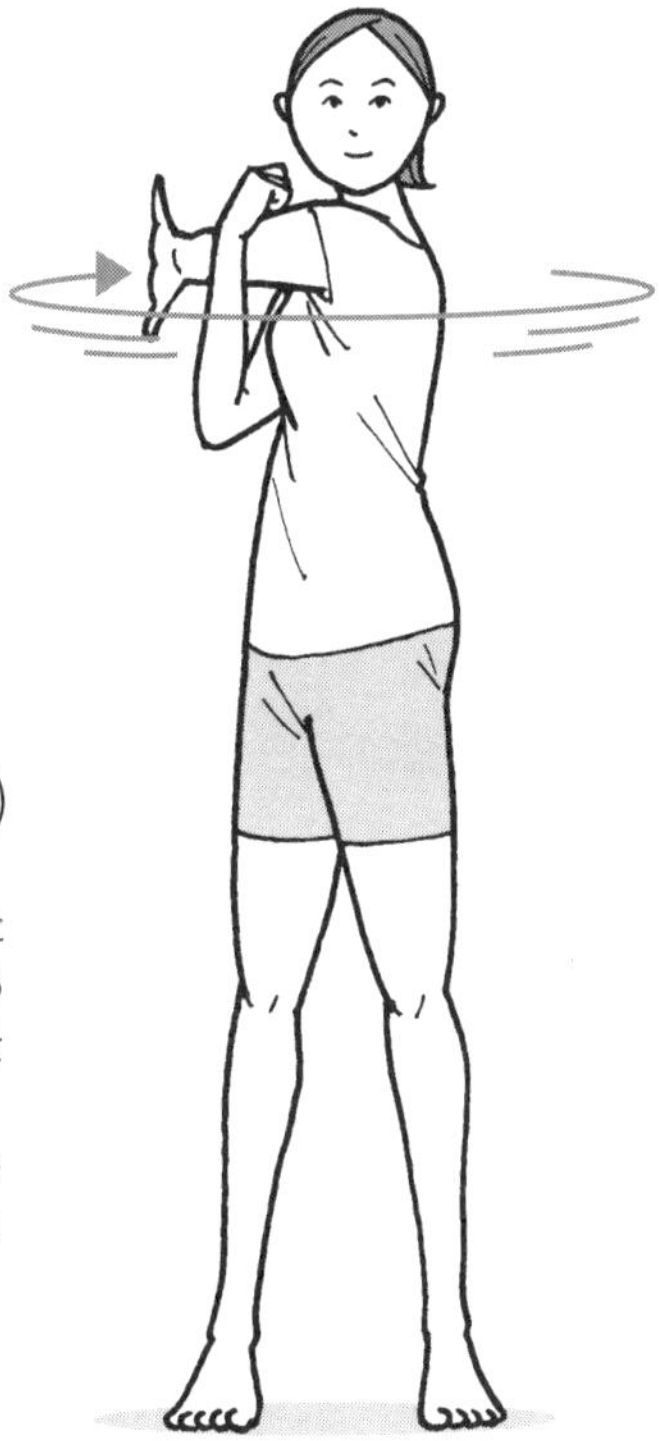

②

①の状態で、顔は前を向いたまま、左肩が体の前方にくるように上体をひねる。これを5回行う。
今度は、右手を体の前にもってきて反対側も同様にして5回行う。

4. 側屈《そっくつ》ひねりストレッチ

このストレッチでは、広背筋、背骨に沿って存在する脊柱《せきちゅう》起《き》立筋《りつきん》を構成する胸最長筋、腰腸肋筋《ようちょうろっきん》、脇の下に存在する大円筋《だいえんきん》をゆるめることができます。さらに、側屈の動きによって二の腕にある上腕三頭筋も、一緒に伸ばすことができます。

伸ばす筋肉

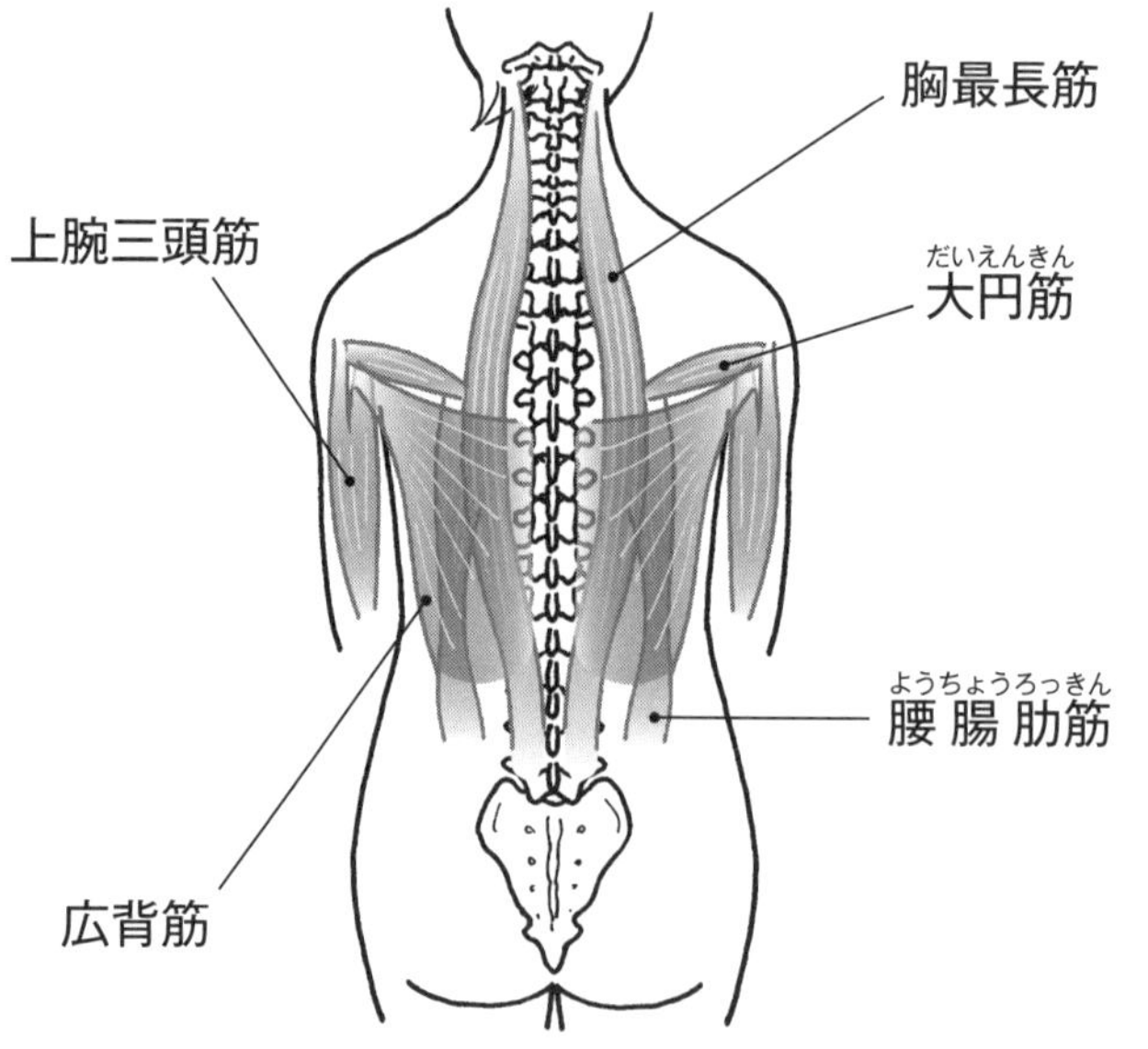

ポイント

二の腕の裏側をグーッと伸ばしながら上体をひねるように意識します。このストレッチを習慣にすることで、腕を上げる際の肩の正常な可動域を保つこともできます。脇腹が心地よく伸ばされる感覚が望ましいです。

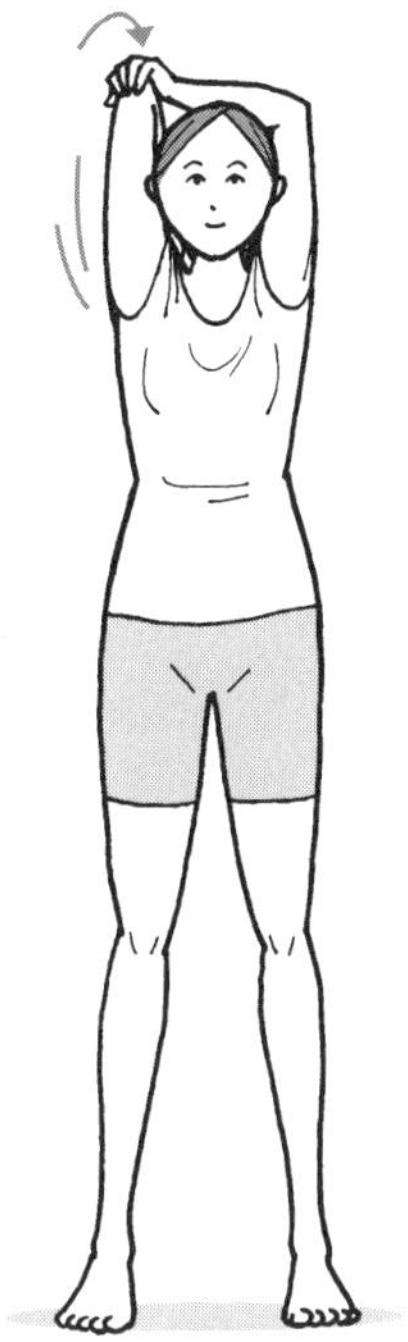

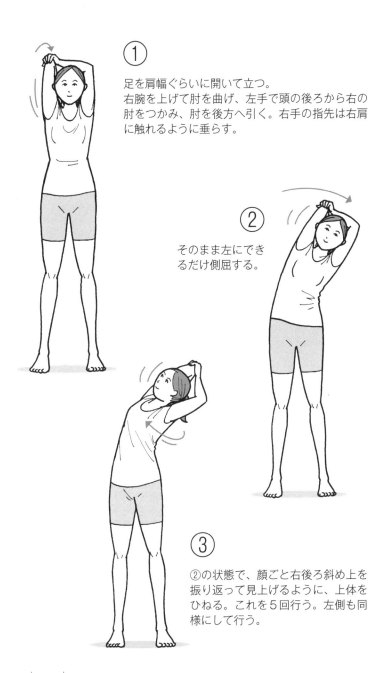

①

足を肩幅ぐらいに開いて立つ。

右腕を上げて肘を曲げ、左手で頭の後ろから右の肘をつかみ、肘を後方へ引く。右手の指先は右肩に触れるように垂らす。

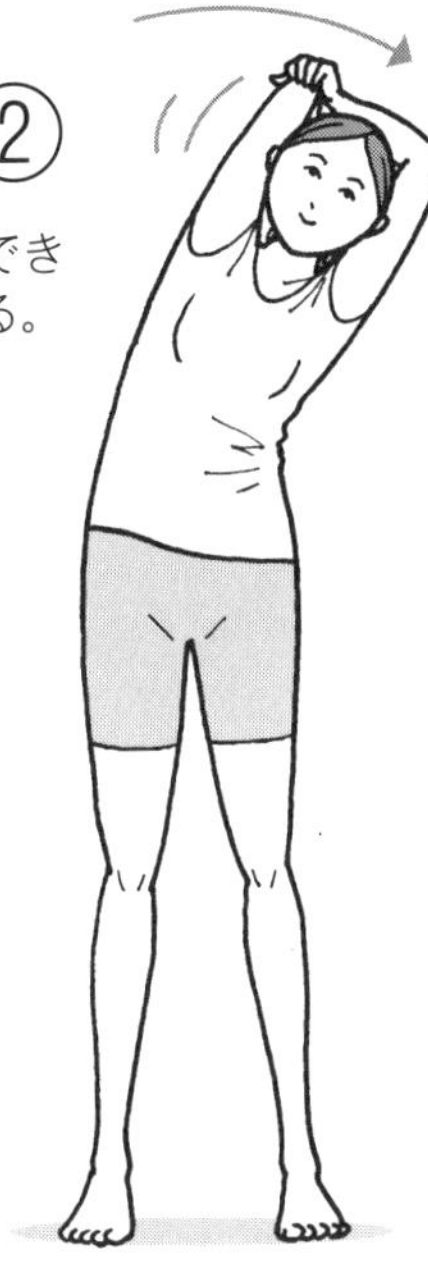

②

そのまま左にできるだけ側屈する。

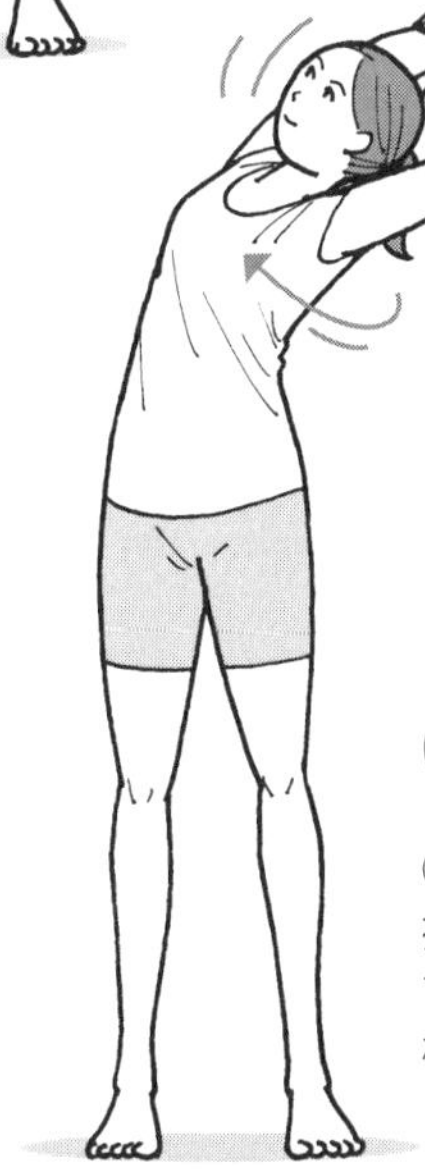

③

②の状態で、顔ごと右後ろ斜め上を振り返って見上げるように、上体をひねる。これを5回行う。左側も同様にして行う。

5. 背骨のきわにある筋肉のストレッチ

このストレッチでは、大菱形筋《だいりょうけいきん》や回旋筋、脊柱起立筋を構成する胸棘筋《きょうきょくきん》をゆるめます。肩と腰に両手をそれぞれ置くことで、ねじる効果を高めたストレッチ。

伸ばす筋肉

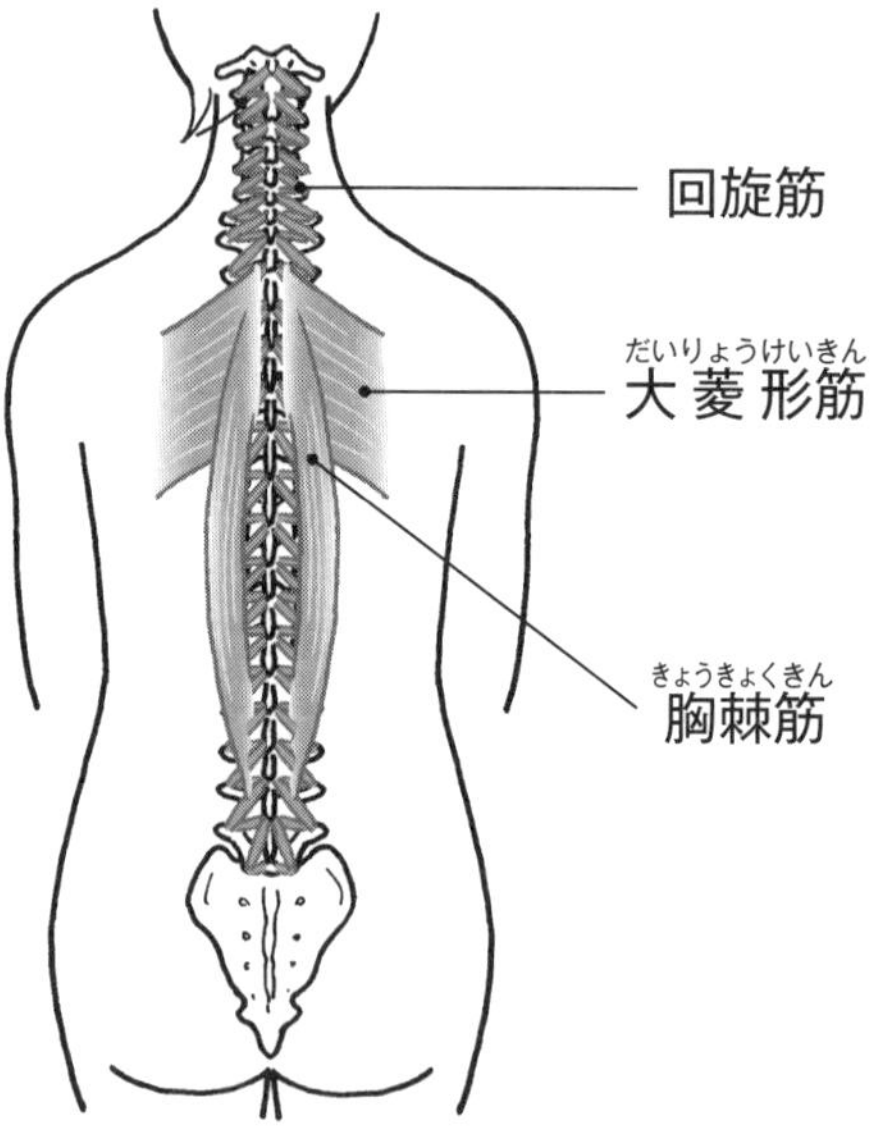

ポイント

このストレッチは椅子に座って、体を安定させて行ってもかまいません。自分で自分の上体をギューッと絞るような感覚で、しっかりひねりましょう。手が届かない、手を後ろに回せないという方は、届く範囲まで伸ばして上体をひねればOKです。

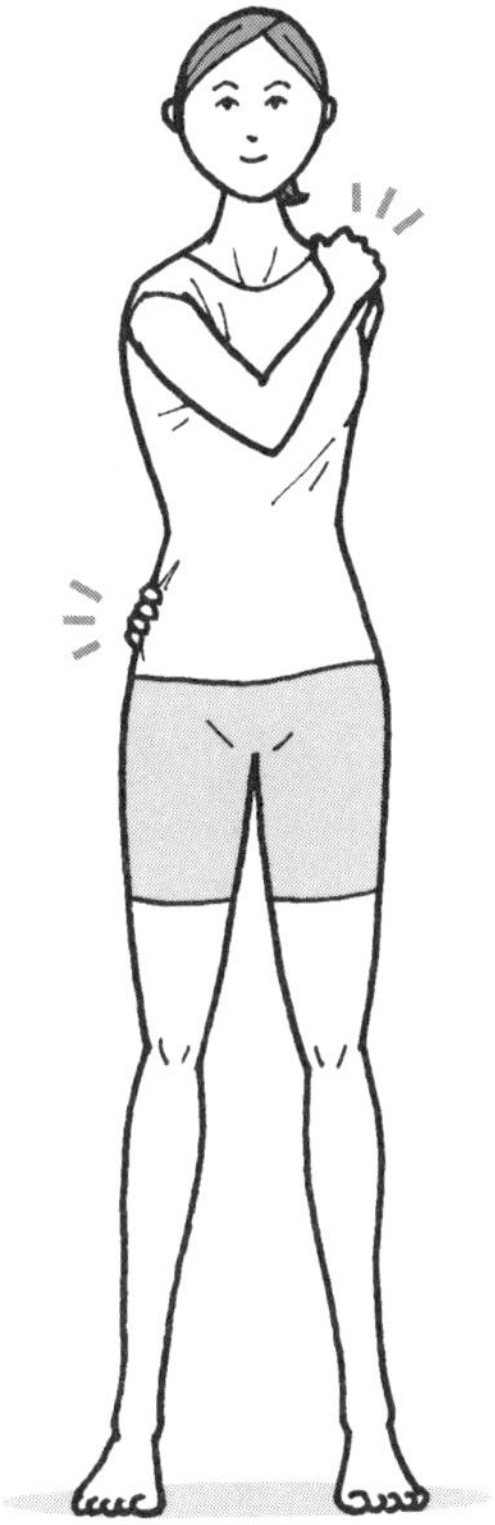

①

足を肩幅ぐらいに開いて立つ。または、椅子に座って、足を楽に開く。
右手で左肩をつかみ、左手は後ろに回して骨盤の右上をつかむ。

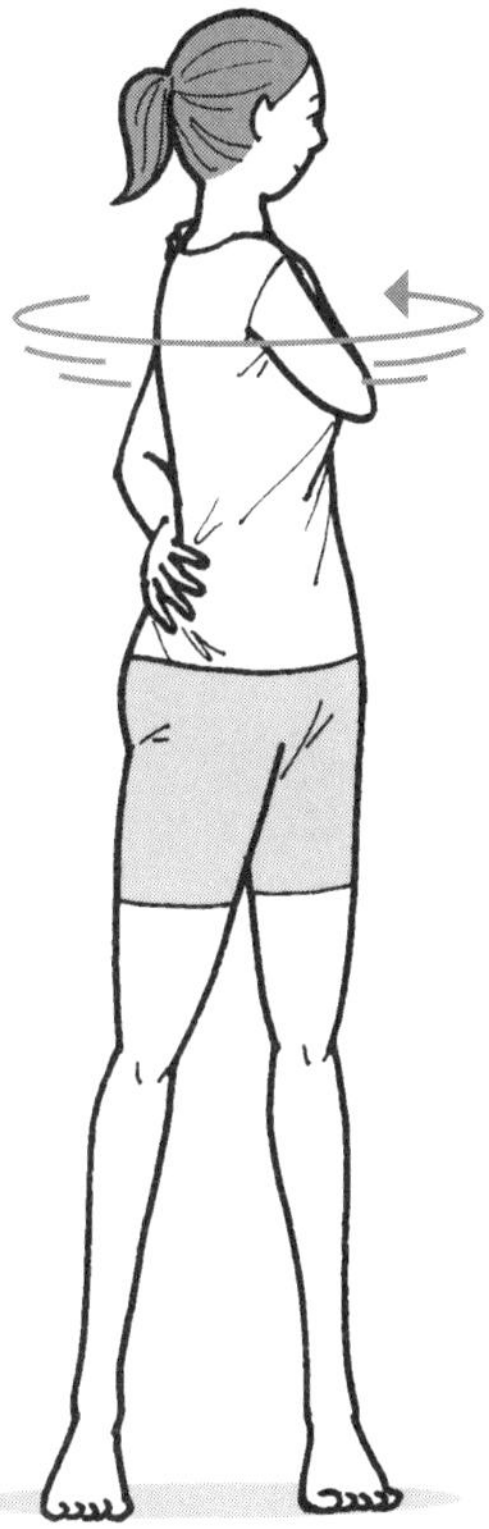

②

顔ごと首は動かさないようにして左後ろを振り向き、上体をひねる（真後ろまで見るように、しっかりとひねる）。これを５回行う。右側も同様にして行う。

ストレッチが終わったら、体が変わったことを実感しよう

さて、背中ゆるめストレッチを実践してみていかがでしょう？

「うっすら汗をかいた」という方は、代謝がグンと上がっています。

1回行っただけで、すぐに体が変わるので、67ページの「背中の硬さチェック」をもう1度試してみるのもいいでしょう。ストレッチを行う前より、後ろに反りやすくなっていることを実感できるはずです。

さらに、椅子に座ったときに背中が自然にスーッと伸びている、首の重さや肩の緊張がとれて楽になっている、腰のハリや痛みが改善されている、という変化もすぐに現れます。

また、全身の血液循環がよくなるので、目の疲れやかすみがとれて、文字などが

見えやすくなっていることにも気づかれるでしょう。

背中ゆるめストレッチをやり終えたら、こうした変化をしっかり感じて、脳にインプットしておくことが大事です。

脳の中に、「背中ゆるめストレッチをやったら快適になる」という回路をつくっておけば、後は意識しないでも、自然に習慣化していくことができます。人は誰でも、快適なほうを無意識に選択するものです。ストレッチと快感が結びつけば、「三日坊主」も返上できるでしょう。

朝起きたら歯を磨くようにストレッチを行って、全身を目覚めさせ、仕事が終わったらストレッチを行って、一日の疲れを取り除きます。そうやっているうちに、どんどん背中がやわらかく整っていきます。

何歳から始めても、どんなに背中が硬い人でも、必ず体は変わります。人と比べるのではなく、「自分の体が変わった！」という喜びを、日々、ぜひ実感してみてください。

第3章

背中をゆるめると、不調もみるみる消えていく

背中が硬い人が増えている！

私は整骨院にいらっしゃる患者さんをはじめ、約20年近く、さまざまな方の体を診てきました。その中で、近年強く感じることがあります。

それは、**「背中が硬い方」や「背中の筋肉や骨の柔軟性が著しく低い方」が増えてきているということです。**

そもそもなぜ、背中は硬くなってしまうのでしょうか――。

その理由を、最も端的に言うと「動かさないから」です。

冒頭でも、人間の体は効率的に活動できるようにつくられているというお話をしました。体は、動かす機会が多い部分はよく動くようになり、それに伴って動かさないところは動かす機会が減り、どんどん固まって動きが悪くなっていくのです。

私たちの日常生活ではまず、背中を動かそうと意識することも、背中を動かす機会もほとんどありません。

お辞儀をしたり、腕を上に伸ばしたときなどは、少しは背中を動かせているかもしれませんが、ほとんどの時間は背筋を少し丸めたり、ピンと伸ばしたりしたまま、背中部分を固定した状態で活動しています。

さらに、仕事におけるデスクワークなど、一日中前かがみの姿勢でいることは多くありますし、料理や掃除などの家事、育児、資格のための勉強や趣味のことなど……、仕事以外であっても、うつむいた格好を維持したまま長時間、作業を行うことも少なくありません。

そのため、スポーツやストレッチなど、何か意識的に背中を動かそうとしない限り、背中を動かさずに生活することになってしまいます。

とくに、スマートフォンやタブレットが普及してからは、背中の硬い人が増加しているように思います。電車などでも、背中を丸めて顔を下に向け、スマートフォンの画面を食い入るように見つめている人は多くいます。スマートフォンで行うゲームやメールなどのやりとりは、つい夢中になってしまうため、長時間姿勢が悪くなりがちです。

さらに、どんな仕事でもパソコンを使うことが多い時代ですから、仕事でもパソコンやスマホなどが手放せません。

仕事の時間も、プライベートの時間も、パソコンやスマホをずっと見続ける生活を送っている人が非常に増えているのです。

大きな事故などがない限り、体に生まれる慢性的な痛みの多くは、日常生活での体の使い方が原因です。**パソコンやスマホなどの使用がふつうになっている現代では、前かがみで作業を行う時間が多くなっており、意識して動かさなければ、背中はどんどん硬くなり、体の痛みは増す一方だといえます。**

うつむいている時間が長くなればなるほど、背中のメンテナンスをしなければならないという意識を持っていただきたいと思います。

硬い背中が全身の不調につながる理由

実は、背中の硬さが引き起こすのは痛みだけではありません。

背中の硬さは、疲れやすさやだるさ、冷え性、高血圧、不眠、胃腸などの内臓の不調、目の疲れや乾き、自律神経の乱れ、免疫力の低下など、全身のさまざまな不調と関係しているのです。

背中の硬さが解消されるとともに、こうした全身の不調も徐々に改善されます。

背骨は体のさまざまな部分とつながっています。まず、次のページのイラストを見てください。

背骨の中心は空洞になっていて、そこを脳から延びている脊髄が通っています。

背骨と体の各所の関わり

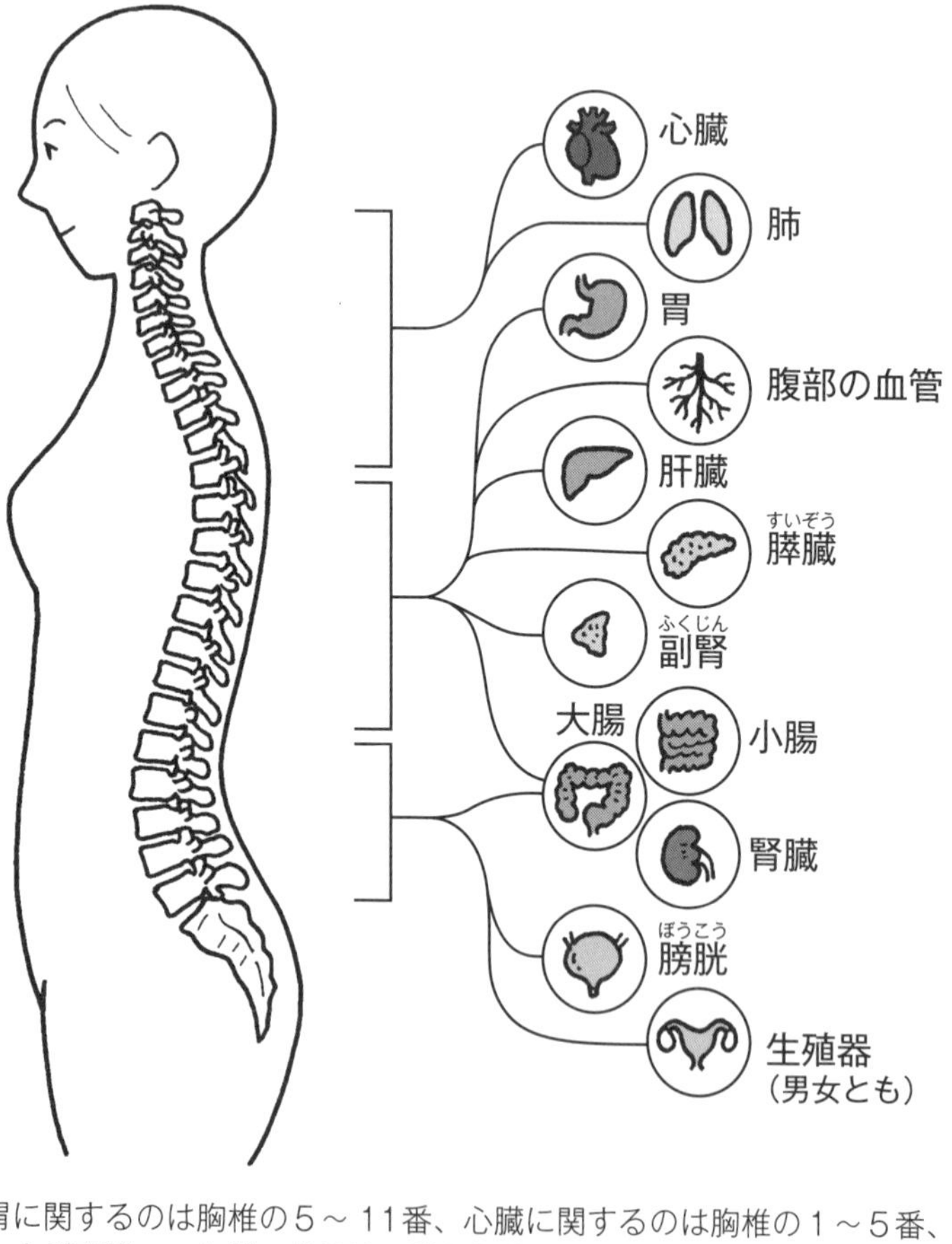

胃に関するのは胸椎の５～11番、心臓に関するのは胸椎の１～５番、および頸椎……など、背骨は、脳から体の各所につながる神経、血管の通り道となっている。背中の筋肉と背骨の関節をしなやかに、健康に保つことは、全身の健康にもつながっている。

脊髄からは、血管や神経がたくさん枝分かれして延びていて、手足や内臓の各部位へ栄養や運動命令などを送っています。

つまり、脳という司令塔からのメッセージを体の末端まで届けるためには、脊髄から延びている神経や血管の通りをスムーズにすることが大事なわけです。また、体の各部位で起こっている「疲れた」「痛い」といったトラブルを、脳へ報告するためにも、神経や血管の通りがよいことが必要です。

ところが、背骨が硬くなっていて、骨と骨の間の関節の幅が常に狭まっていると、この大事な通り道である神経を圧迫してしまうので、指令も体の各所からの報告もうまく流れません。

どんな仕事でもサークルでも、伝達が悪くなると、みんなイキイキと働けなくなりますし、組織全体がうまく回っていきません。それと同じことが全身で起こってしまうのです。

背骨が硬いことは、全身に痛みや不調といったさまざまなトラブルを生みます。逆に**背骨がやわらかくなると、神経や血液の行き来がよくなるので、伝達事項も、栄養も、体の末端までよく行きわたるようになります。**そのためには、背骨の両側に存在する脊柱起立筋をはじめとする背中の筋肉をやわらかく保つことが先決です。

背骨と背中の筋肉が、常にやわらかくて、イキイキした状態であれば、全身にとって多くのよい影響がもたらされるようになります。

実際に私の患者さんでも、このストレッチを始めて「胃腸の調子がよくなった」「風邪をひきにくくなった」という方が多くいるのです。

背中ゆるめストレッチは単なる痛み緩和のためのストレッチではなく、全身の健康を保つためにも有効なものだといえるでしょう。

背中の硬さを放っておくと、寿命が縮む!?

実は、背中の硬さは、単純に体の痛みや不調の原因になるだけではありません。**硬い背中は、その人の寿命まで縮めてしまうこともあるのです。**

これは、50代以降の女性に増え続けている「胸腰椎移行部《きょうようついいこうぶ》圧迫骨折」によるものです。

胸腰椎移行部圧迫骨折とは簡単にいうと、背中（＝胸椎）から腰（＝腰椎）に移行する部分で骨折が起こるということです。ふつう、骨折というのは尻もちをついたりするなど、外部から刺激を受けたときに起こりますが、最近では本人も気がつかないうちに、自然に骨折していることが多く、それが問題になっています。

自分では「何だか背中が丸くなってきたな」と思うだけで異変を感じていなくて

も、実は単なる背中の丸まりではなく、背骨を骨折してしまっている可能性があるのです。

背骨はちょうど「S」字状に、カーブしています。

胸椎の部分は後ろにカーブしていて、腰椎からは、前にカーブしているのです。この胸椎と腰椎の境目を「胸腰椎移行部」といって、骨と骨の関節の重心バランスが大きく変わるところであり、体を支える重要な場所となります。

そのため、他の関節より圧がかかりやすかったり、動きによる摩擦で関節に炎症が起こりやすかったりするのです。

その大事な部分を支えているのが、背中の筋肉です。背中の筋肉が硬ければ、関節の動きも狭まってしまうので、S字カーブを支える重要な場所である胸腰椎移行部に大きな負担がかかり、椎骨が押しつぶされるように圧迫骨折してしまうことがあるのです。

胸腰椎移行部圧迫骨折は、骨が欠ける、折れるなどの骨折ではなく、押しつぶされるように起きる骨折のため、背骨をつくる椎骨の一つひとつがどんどん圧縮され、

胸《きょう》腰《よう》椎《つい》移《い》行《こう》部《ぶ》圧迫骨折

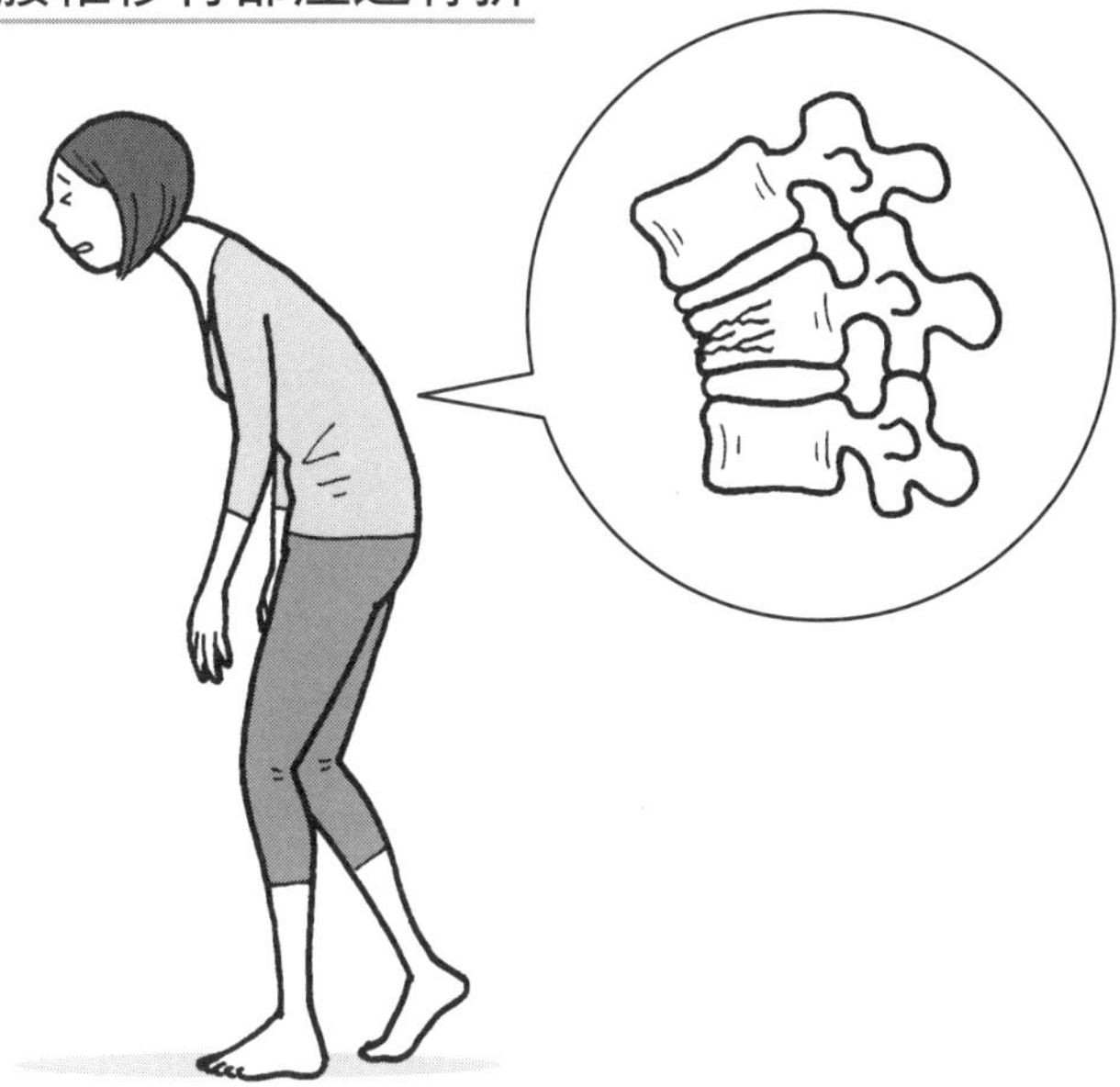

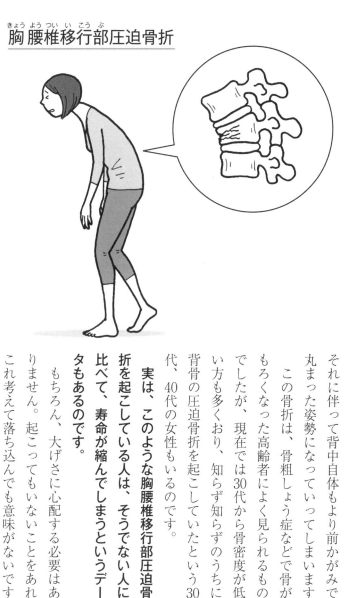

それに伴って背中自体もより前かがみで丸まった姿勢になっていってしまいます。

この骨折は、骨粗しょう症などで骨がもろくなった高齢者によく見られるものでしたが、現在では30代から骨密度が低い方も多くおり、知らず知らずのうちに背骨の圧迫骨折を起こしていたという30代、40代の女性もいるのです。

実は、このような胸腰椎移行部圧迫骨折を起こしている人は、そうでない人に比べて、寿命が縮んでしまうというデータもあるのです。

もちろん、大げさに心配する必要はありません。起こってもいないことをあれこれ考えて落ち込んでも意味がないですから。でも、頭の片隅には、「もしかしたら……」という情報を入れておいていただきたいと思います。

そして、背中の硬さを放っておかず、やわらかくしようと意識することで、この骨折も予防できるということを、ぜひ知っておいてください。

頭痛も自律神経の乱れも、背中をゆるめれば消えていく

背中の硬さは全身の健康に影響します。中でも日常生活の中で悩まされることが多い、**頭痛や自律神経の乱れと背中の柔軟性には深い関係があります。**

常々、「首が痛い」「肩が張る」という方は、慢性的な頭痛に悩まされていることがよくあります。首の痛みや肩のハリは、背中の上部が硬くなっているために起こることが多い症状です。**首や肩に痛みがある方の脳内の血流は悪くなりがちなので、頭痛が起こりやすくなったり、痛みやストレスを感じやすくなったりするのです。**

実際に、上半身の体の不調で私の整骨院に来られた患者さんに、背中ゆるめストレッチを行ってもらうと、

「体も軽くなったけれど、何だか頭がスッキリした！」

とおっしゃる方が多くいます。

これは、こわばっていた背中の筋肉がゆるみ、背中の筋肉の血流量が増え、結果として脳にも十分な血液が行きわたるようになったからだと思われます。

さらに**背中の硬さは、自律神経の乱れも呼び起こします**。

昨今、自律神経の働きがとても注目されるようになっています。自律神経は体の「司令塔」と呼ばれるように、全身の血液循環、内臓の働きなど、心身を24時間コントロールしている大事な機能です。

その自律神経の働きが悪くなると、全身に不調が起こります。不眠症、慢性的な疲れやだるさ、内臓の不調、免疫力の低下、高血圧などなど――。「何となく調子が悪い」という症状には、自律神経がとても大きく関係しているのです。

自律神経には、交感神経と副交感神経のふたつがあります。交感神経は「運動する」「仕事をする」といったときに優位になります。交感神経が働くことで、私たちは緊張状態になって素早く行動できたり、臨戦モードになったりできます。

それに対して、副交感神経は「休息する」ときに優位になり、副交感神経が働くと、全身の力が抜けて気持ちが穏やかになり、リラックス状態になります。

自律神経はそれぞれがバランスよく働くことで、心身ともに良好な状態を保てるのですが、過度なストレスや悪い生活習慣などで体や心に負荷がかかると、バランスが崩れてしまうのです。

この自律神経の乱れは、過度なストレスや生活習慣だけによって引き起こされるわけではありません。

血行が悪くなって起きる自律神経の乱れというものもあるのです。

背中に位置する大きな筋肉である脊柱起立筋が硬くなると、それによって全身の血行が悪くなってしまうということは、これまでにもお伝えしてきました。**全身の血流が悪くなると、体の隅々まで栄養や酸素が行き届かなくなり、結果として自律神経のバランスも著しく乱れてしまいます。**

また、自律神経には、全身の血流をよくする効果もあるので、バランスが崩れれば、体の血行はさらに悪くなってしまうのです。つまり、**背中の筋肉が硬ければ、血行低下と自律神経の乱れの「負のスパイラル」に陥ってしまうといえます。**

さらに、40代以降からは、自律神経のバランスはより崩れやすくなるといわれています。日本人は中高年以降になると、自律神経のうち、全身をリラックスさせる副交感神経の働きのほうが、極端に悪くなっていく傾向にあるのです。

つまり、40代以降の方は、過度なストレスなどを感じていなくても、心身を緊張させる働きをする交感神経のほうばかり、優位になってしまうので、頭痛や自律神経の乱れなどの全身の不調もより起こりやすくなってしまいます。

しかし、これらの問題も「背中をゆるめること」で解決できます。

背中ゆるめストレッチを行えば、全身の血流がよくなるのはこれまでにお伝えしたとおりです。

さらに、他の神経同様に自律神経も背骨から広がっており、胸椎と自律神経は、くっついたような状態で存在しているので、**胸椎（＝背中）がゆるめば、自律神経の乱れが整い、交感神経、副交感神経がバランスよく働くようになるのです。**

リラックスすることを「肩の力を抜く」といいますが、背中の筋肉と関節をゆるめれば、自然に肩の力が抜け、リラックス状態になります。それを意識的に行うのが、背中ゆるめストレッチです。

もちろん、仕事の時間を減らしたり、パソコンやスマホなどの画面を見る時間を減らしてストレスそのものを取り除ければいいのですが、現状を変えるのは難しいもの。ときには、ストレスを取り除こうと無理して意識すること自体がストレスになるときもあります。ストレスを取り去らなければと無理をするのではなく、まずは、一日2回の背中ゆるめストレッチを気軽な気持ちでやってみましょう。

背中をゆるめて、交感神経の過剰な働きを抑え、副交感神経がきちんと働くようにすることが、心と体の健康にとって大切なのです。

若返りと背中には深い関係がある！

第1章で、痛みの軽減や予防のために背中をひねり、背中の筋肉の質を高めることが重要だとお話ししました。

実は「背中の筋肉の質を高める」ことは、アンチエイジングにもつながるのです。

背中の大きな筋肉の質がよければ、全身の血流もよくなるので、必要な酸素や栄養素を指先の隅々までしっかり行きわたらせることができます。

よく、同じサプリメントを飲んでも、Aさんは効果があったけれど、Bさんは全然効かなかったという話を聞きます。もちろん体質の違いなどもあるかと思いますが、これには血液循環がよいかどうかも、かかわってくるのです。

血流がよいAさんの場合、血液を介してサプリメントの成分が全身に行きわたるので、体の各所に栄養が届き、しっかりと効果を実感できます。しかし、全身の血のめぐりが悪いBさんはサプリメントを飲んでも、その栄養成分を体の隅々に届けることができません。

同じように体によいことを行ったとしても、血液循環のよい人とそうでない人の差は歴然と現れます。

いつまでも若々しい体でいるために、食事やサプリメントなどで栄養成分をしっかり摂っている方は少なくないと思います。それ自体はとても素晴らしいことです。でも、食事にしても、サプリメントにしても、せっかく取り入れたものも体の隅々まで行きわたらなければ、意味がありません。体の各所に栄養を届けるには、全身への血液循環という体のベースが整っていることが重要なのです。

筋肉がやわらかい人は、美容法や食生活を改善すれば、効率よくどんどん若く、健康になっていけます。せっかくの努力を無駄にしないためにも、背中ゆるめストレッチで、ぜひ自分の体のベースづくりをきちんとやっていきましょう。また、脊柱起立筋には、ミトコンドリアという細胞の中にある小さな器官が多く存在しています。脊柱起立筋の筋肉の質をよくすることで、ミトコンドリアも活発になります。実は、元気で若いミトコンドリアを維持することが、アンチエイジングにはとても重要。

脊柱起立筋を構成する筋肉の質がよいものになれば、細胞から若々しくなることができるのです。

背中の筋肉をやわらかくしておくと、背骨にも栄養がきちんと行きわたります。すると、背骨が柔軟に動くようになり、若々しく動いたり、活動できるようになります。

いつでもサッとした身のこなしをする人は、そうでない人に比べて、わずかですが運動量も増えますし、とても若く見えます。

このようにアンチエイジングの観点からも、背中の筋肉の質に目を向けることは重要だといえるのです。

ひねるストレッチで、よい姿勢が自然に身につく

背中ゆるめストレッチは、しっかり的を絞って背中の関節と筋肉を動かすようにできているので、たった5回行うだけでも、行った前後で体が変わったことがわかります。実際に試してもらった方からは、その場で「首や腰がスッキリした」「背中のハリがよくなった」「楽に座れるようになった」という感想を聞くことができます。

こうした感想のうち、「楽に座れるようになる」というのは、けっこう重要なことだと私は考えています。

よい姿勢というのは、健康を維持するうえでとても大切なものです。

よい姿勢を保つことで、体の1ヵ所に過度に負担をかけずに安定した状態で動け

るようになり、体の痛みや疲労を予防できます。また、姿勢が悪ければ呼吸が浅くなったり、骨のゆがみによって神経や血管につまりが生じるため、内臓など体の内部の機能も低下してしまいます。

姿勢がよければ、背中の筋肉がバランスよく背骨を支え、体に余計な負担をかけることが減ります。また、神経や血管のつまりによる内臓機能の低下も起きないので、体の内部から健康な状態を保てるようになるのです。

こうしたよい姿勢を自然にとれるようになるのが、背中ゆるめストレッチの利点のひとつです。

ストレッチをすることによって、背中の筋肉を動かすコツを覚えてしまうので、後は無理をせずとも、日常生活の中でよい姿勢を保てるようになります。

立ったり座ったりするとき、意識してよい姿勢をとろうとすると、背中を反らせすぎて逆に力が入ってしまうことがありますね。これでは、姿勢が不自然になり、筋肉も硬くなってしまいます。

スッと力が抜けていて、自然によい姿勢をとるためには、背中の筋肉と背骨を健康にしておくことが大切です。無理なくよい姿勢をとれるようになると、立ち上がる、歩くといった動作もぎくしゃくせず、自然な流れでできるようになるので、見た目も美しくなります。

痛みがなくて、若々しくて、いつまでも元気で活動的な将来——。そんな将来を、ぜひ背中ゆるめストレッチで実現しましょう。

体の「ベース」をつくらなければ、痛みからは逃れられない！

世の中の物事は、すべて基礎が大事です。建築物でも基礎工事をきちんとすることが仕上がりを左右しますし、どんな仕事でも基礎的なスキルが要求されます。スポーツでも、芸術でも、基礎がなくては成り立ちません。

全身の健康を考えたとき、「ストレッチ」というのは、体の基礎工事を行うことと同じです。とくに、脊柱起立筋は大きい筋肉なので、この筋肉をストレッチして筋肉の質を高めておくことが、全身の健康に大きく影響します。

これを裏返してみると、**背中が整っていない体で何をしても、なかなか効果が上がらないということになります**。基礎がきちんとしていないところに、きれいな建築物を建てるのが至難のワザ……というのと同じです。

「ランニングを始めたけれど、タイムが縮まらない」
「ゴルフを始めたけれど、なかなか飛距離が伸びない」
「筋トレの結果がいまいち実感できない」
「ダイエットしているのに、なぜかやせない」

こんな声をよく聞きますが、その理由は「体の基礎」ができていないからということが多いのです。

せっかく健康のために始めたことや、好きで始めたことを挫折しないためにも、背中ゆるめストレッチを取り入れて、まずは体のベースをきちんとしたものにしていきましょう。

とくに「背中をひねる動作」は日常生活の中ではなかなか行わない動きなので、一度行うと、背中に対する意識や姿勢そのものが変わります。また、一日1回、このストレッチを行い、体が楽になれば、その記憶が脳にインプットされます。

一度ストレッチで体が楽になった感覚を持てれば、後は大丈夫。自然に習慣となり、体のベースも徐々に整っていくでしょう。

体のベースが整えば、スポーツやダイエットなど、健康のために行っていることの効果が今までとは格段に違うと気づくはずです。

ちょっと話は飛びますが、一流のアスリート達こそ、体のベースづくりをおろそかにせず、とてもていねいに行っていると感じています。もちろん、私たちはアスリートとは違いますが、どうやったら効率よく健康でいられるかを考えることは大事だと思います。

ぜひ、体の基礎である背中に意識を向けるよう心がけてみてください。

第4章

背中ゆるめストレッチで、こんな症状まで改善できる！

背中ゆるめストレッチが不調の原因を根本から改善する理由

疲れやすい、だるい、体が冷える、眠れないといった「何となく続く」不調は、多くの方が抱える問題ではないでしょうか？　近年は、こうした原因がはっきりせず、治りにくくて長く続く不調が増えています。

胃潰瘍《いかいよう》のように原因がはっきりわかるものであれば、潰瘍に対する的確な治療ができます。でも、「何となく胃もたれが続く」という症状では多くの場合、原因は検査をしても数値に表れないものだったり、精神的なものだったりするので、治療してもなかなか改善に結びつかないことがあります。

ストレス社会ともいえる現代では、こうした慢性的な不調を持つ人がますます増えていくと予想されます。

こうした不調には、大きく分けて3つの原因があります。まず、その原因を見ていきましょう。

ひとつめの原因は、自律神経の乱れです。私たちの心身の健康は、活動モードの交感神経と休息モードの副交感神経がバランスよく働くことによって、保たれています。

交感神経と副交感神経は、片方が高くなれば、もう一方は低くなるシーソーのような関係にあります。理想は、日中などの活動時には交感神経が優位になり、夜などの休息時には副交感神経が優位になること。このバランスは一般的には「朝にきちんと起きて活動し、夜はしっかりと休む」「栄養バランスのとれた食事を一日3食摂る」などの規則正しい生活によって、整え、保つことができるとされています。

しかし、現代の日本人は忙しすぎ、食生活も睡眠も乱れた生活を送っているため、交感神経を安定させるときがありません。すると、夜になっても副交感神経がきちんと機能せず、結果、心身ともにリラックスできなくなり、だんだん全身に不調が現れてきます。

ふたつめの原因は、内臓の働きの低下です。胃腸や膵臓《すいぞう》、肝臓といった内臓の働きが悪くなれば、食べたものの消化や栄養の吸収、不要なものの排泄がうまくいかなくなるので、やはり全身に悪影響が現れます。

内臓の働きは自律神経とも密接にかかわっていますから、自律神経に乱れが生じれば、内臓の働きも悪くなります。反対に、内臓の働きが悪いから、自律神経のバランスが乱れることもあります。

最近は、内臓の温度＝「内臓温」が低い人が多くなっているといわれています。内臓が冷えてしまうことによって、自律神経や全身に悪い影響が現れる場合もあるのです。

3つめの原因は、脳血流の低下です。もちろん、脳血流の良し悪しは、全身の血流と連動していますから、脳血流が低下するというのは、全身の血流が悪くなっているということです。

脳血流の低下は、高血圧、慢性痛、認知症といった、これからますます増えていくと予想される病気の原因になっているため、事は重大です。

認知症や慢性痛はこれといった治療法がないため、徐々に悪化してしまうケースも多くあります。その結果、寝たきりになってしまう方も少なくないのが現状です。

体の不調を生む三大原因

だるい、疲れやすい、体が冷えやすいなどの「何となく」続く体の不調には、大きく分けて3つの原因があり、さらにそれらが関係し合っていると考えられます。

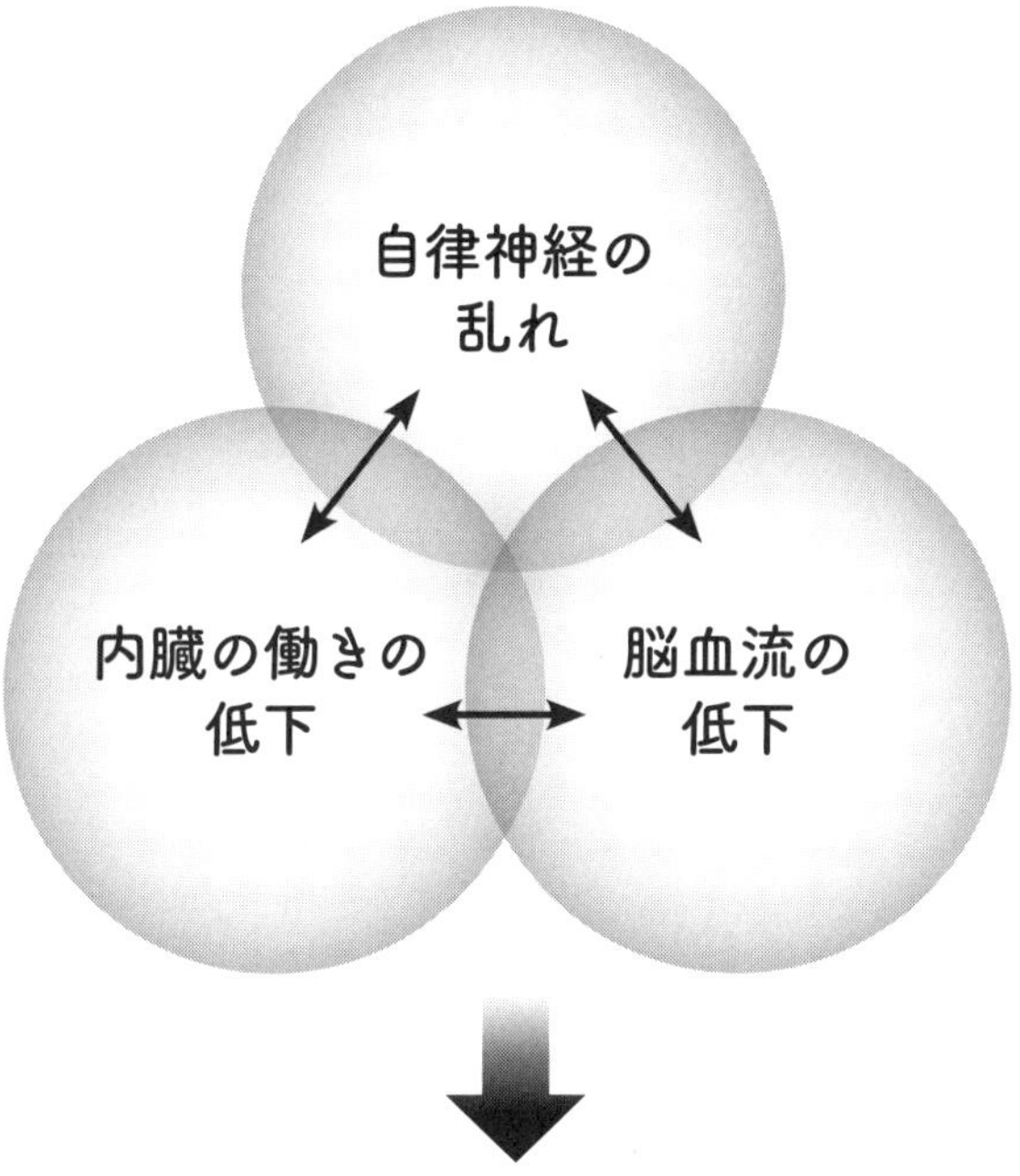

原因がはっきりせず、治りにくい長期的な全身の「不調」につながる。このような根本的な治療が難しい体の不調の改善にも、「背中ゆるめストレッチ」は効果を発揮します。

実は、こうした3つの原因は、お互いに関係し合っています。自律神経のバランスが崩れれば、内臓が不調になり、脳血流も低下します。どれかひとつの働きが悪くなると、他のふたつにも影響を及ぼし、やがて3つの機能が低下していってしまうのです。

では、こうした目に見えない不調に対処するには、どうしたらいいのでしょう。

基本中の基本ではありますが、まずは毎日の生活習慣に少し気を配ることが大切です。インスタント食品や外食を減らす、体を冷やしすぎないように心がける、駅でエスカレーターを使わずに階段で上り下りをしてみる、デスクに向かっているときもよい姿勢を意識する、睡眠時間を少しでも増やしてみる……など、日々のちょっとした心がけが、見えない不調を遠ざけます。

ただ、毎日必死で家事や仕事をしていると、その「少し」が非常に難しいものです。こうした生活習慣の改善には、即効性がないものも多いので、「体が快調になった！」という実感が得られにくく、続けにくいのも確かです。

そこで、生活習慣改善の第一歩として私がおすすめするのは、背中ゆるめストレッチ。ここまでお伝えしてきたとおり、**このストレッチで全身の血流をスムーズにし、内臓の血のめぐりをよくして内臓温を上げれば、自律神経の働きもよくなります。これによってさまざまな不調が緩和、改善されていくのです。**

さらに背中の筋肉は大きいので、影響が大きく、全身の変化がダイナミックに現れます。効果が出て体が少しずつ変わると、健康に対する意識も変わります。そうすれば、今までは何となく敬遠していた生活習慣の改善にも前向きに取り組めるはずです。

本章では、背中ゆるめストレッチが体の不調にどう効くのか、不調の原因にふれながら説明していきます。

背中ゆるめストレッチは、たったの1分。このストレッチを健康な生活の足掛かりにしてください。

自律神経失調症

自律神経失調症とは、その言葉のとおり、自律神経のバランスが崩れたことによって現れるいろいろな症状のことです。どんな症状があるか、どのように現れるかは人によって違います。一般的には、めまい、冷や汗、動悸、耳鳴り、頭痛、倦怠感、不眠、生理不順といった症状が多く、これらの症状をいくつも同時に抱えているのが、自律神経失調症の特徴でもあります。

その原因の大きなものは、精神的なストレスや肉体的なストレスだといわれています。精神的なストレスには、仕事などの責任を伴うプレッシャーだったり、人間関係などがあげられます。肉体的なストレスには、過剰な暑さ・寒さ、疲労、睡眠不足などがあります。

しかし、生きている限り、こうしたストレスを受けるのは仕方がないことでもあるので、**ストレスを減らすようにしていくと同時に、ストレスを解消する方法を持つことや、ストレスに対処できる体づくりをすることが必要です。**

カラオケで思いきり歌う、趣味に没頭する、思いきり寝る……など、溜まったストレスを解消する方法をひとつ持っておくことが、自律神経の極端な乱れを防ぐには有効でしょう。

もし、まだ「これだ！」というストレス解消法が見つかっていないようであれば、ストレッチはいかがでしょうか。体も心もほぐれるストレッチは、ストレス解消に最適なのです。

何となく感じている方も多いと思うのですが、体が受けるストレスと心が受けるストレスは、連鎖しています。たとえば、「これから、とても寒い場所で凍えそうな思いをしながらある人を1時間待ってください」と、言われたらどう思いますか？想像しただけで「嫌だなぁ」と、心が重苦しくなる感じがすると思います。寒いという体が受ける身体的ストレスは、心にもダメージを与え、精神的ストレスを生み出すきっかけになるのです。

裏を返せば、**体のストレスを和らげることで、心のストレスも軽減できるという**

ことです。背中をきゅっと伸ばすストレッチをし、精神的・身体的ストレスを和らげれば、自律神経の乱れは整ってきます。

自律神経失調症に背中ゆるめストレッチが最適な理由は他にもあります。背中ゆるめストレッチでほぐせる頸椎と胸椎の境目、頸胸椎移行部《けいきょうついいこうぶ》には自律神経の幹《みき》である「星状《せいじょう》神経節」があるため、頸胸椎移行部の関節の動く範囲を広くすれば、自律神経の働きが回復する確率は少なからず上がるのです。

また、背中の筋肉をゆるめて、筋肉のポンプ作用がきちんと働くようになれば、血液の循環がよくなって、自律神経にもよい影響を及ぼします。

血液がスムーズに流れていると、血液中にある白血球のうち、顆粒球《かりゅうきゅう》とリンパ球の割合が正常になります。顆粒球の数は交感神経、リンパ球の数は副交感神経と連動していることがわかっているため、このバランスを整えることが、自律神経のバランスを整えることにつながるのです。

冷え性

冷え性は、年齢を問わず、女性ならほとんどの方が感じている不調ではないでしょうか？　手足の先が冷えるという末端冷え性の方も多いですが、腕や太ももが冷えるなど、体の特定のところが冷えるという方もいます。

女性に冷え性が多いのは、熱を産生する筋肉が少ないという特徴があるからです。とはいっても、男性は自覚がないだけで、実は体が冷えている人は多いという報告もあります。男性の中には、体が冷えていても重病になることはないと考えている方も多いように思いますが、そんなことはありません。

体の冷えは血液循環や自律神経と密接な関係にあり、冷えとは関係ないと思われている高血圧や腰痛にも冷えが関連している可能性があるのです。

体の冷えを単なる体質だと思って甘く見ていると痛い目に合うことも。冷えも、不調を知らせる大事なサインだと受け止めて対処しましょう。

冷えの原因のひとつは、血行の悪さにあります。体内の血液循環に滞りがあると、手足の先といった末端の毛細血管まで血液が流れにくくなります。そうして血流が悪くなると手足が冷えやすくなり、冷えるとこわばって動かしづらくなり、さらに手足が冷えていく……という悪循環に陥ります。

また、暑い・寒いといった外気温を感知して、血管を広げたり縮めて体の温度を調節する「体温調節機能」がうまく働いていないことも、冷えの原因にあげられます。この機能は自律神経がつかさどっているため、冷え性は自律神経の乱れとも深い関係にあるのです。

こうした冷え性には、手袋や靴下などで直接的に手足を温めたり、マフラーや腹巻きで首やお腹を温めたりといった対症療法や、生活習慣などを改善し、冷えにくい体をつくるようにするなどの方法がありますが、もっと根本的に解決する方法が、ストレッチをして全身の血行を上げることです。

冷えている人は血流が悪いので、全身の筋肉・血管に柔軟性がなく、血液を運搬するために必要なポンプ作用も弱いのです。**冷えを感じる手足の筋肉の血流をピンポイントで上げるより、まず先に大きい筋肉がある部分の血流をよくすることが重要です。**そうすることで血流改善に、より大きな効果を得られ、自律神経も整ってきます。

背中ゆるめストレッチを1回行うだけでも、代謝が上がって血液循環がよくなり、体が温まるのがわかります。冷え性の方は、ぜひ試してみてください。

高血圧

日本人の国民病ともいわれる生活習慣病のひとつが、高血圧です。読者の皆さんの中にも、健康診断などで高血圧、または予備軍と診断された方がたくさんいらっしゃるでしょう。すでに、血圧を下げるための降圧剤を服用している方も多いかもしれません。

高血圧を放置しておくと、心疾患や脳卒中といった生命の危機にかかわる重篤な病気を発病する可能性が高くなるため、予防や改善が必要だとされています。

高血圧の改善・予防法というと、一般的には「減塩」があげられます。

現代人は食事で塩分を摂りすぎているので、もっと薄味にするなど、塩分を控えるようにするのです。また、肥満の解消やウォーキングなどの軽い運動もすすめられています。運動というと少しハードルが上がるような気もしますが、1回30分程度の有酸素運動を週に4回行うだけで、血圧が下がったという調査結果もあるので、駅までや買い物の行き帰りの道を歩くようにするなど、こまめにできるだけ動くことが大切なのです。

ただ、運動や食事の改善などはとても大切ですが、即効性がないので何カ月、何年と続けていくのはなかなか大変かもしれません。そこで、食事や生活習慣の改善とともに、体の変化を実感できるストレッチを組み合わせてみてはどうでしょうか。

ここで、なぜ血圧が高くなるのかを改めて考えてみましょう。血圧というのは血液が血管を押す圧力のことですから、流れる血液の量に対して、血管の口径が狭ければ狭いほど血圧は高くなります。実は血圧が高いのは、血管を異常に収縮させていることも原因のひとつなのです。

血管の収縮、弛緩にも自律神経が関係しています。交感神経が優位なときは血管は収縮し、副交感神経が優位なときは血管は弛緩します。しかし、現代人の多くは、規則正しい生活ができておらず、**交感神経が働いている時間が長いため、常に血管**

が収縮している状態にあり、それが高血圧を引き起こす一因となっているのです。

原因がわかれば、解決法はおのずと導かれますね。食生活の改善や日々のこまめな運動、規則正しい生活を心がけるとともに、背中ゆるめストレッチで背中の筋肉をほぐし、自律神経のバランスを整えて、血管が拡張する時間をもっととれるようにしましょう。

血管が開かれて、全身の血液のめぐりがグンとよくなると、高血圧も改善されるでしょう。

免疫力の低下

最近、「免疫力」という言葉をよく耳にするようになりました。免疫力とは、自分で自分の心身を守る力ともいえます。

免疫力が下がっても、それ自体が病気というわけではありません。しかし、**免疫力が低下すると、健康なときだったらブロックできた風邪をひいてしまう、口内炎ができやすくなるという病気や不調を起こしやすくなります。**

免疫力が下がることによって、自分の体を守る血液中の顆粒球やリンパ球などが減ってしまうので、体外から入ってくるウイルスや細菌と戦えなくなるのです。その結果、風邪やインフルエンザにかかったり、ちょっとしたことでお腹を壊してしまったりします。

また、**免疫力が下がっているときは、メンタル面も弱くなっているので、ちょっ**

とした出来事を普段の何倍も苦痛に感じることがあります。相手のささいな一言で落ち込んだり、仕事などのするべきことに前向きになれなかったりしたら、「免疫力が落ちているかも……」と考えてみてください。

そうやって弱っている自分に気づき、受け止めて対処することで体の不調を予防できます。**免疫力の低下に気がつかないでいると、首の痛みや肩こり、腰痛といった痛みが現れてきたり、内臓の不調や高血圧など、さまざまな病気につながります。**

免疫力を高めるためには、全身の血液循環をよくすることが、とても大事な基本です。血行をよくすれば、体の隅々に酸素や栄養素を届けることができ、さらに体に不要な老廃物をきちんと回収できるからです。血行をよくするのにも、生活習慣の改善が重要な要素となります。栄養のバランスがよく、消化のよい食事をすることや、朝早く起きて夜早く眠るという規則正しい生活をすること、適度な運動をすることなどが一般的にすすめられています。

血行不良の改善という点から考えると、背中ゆるめストレッチで凝り固まっている背中をゆるめることも免疫力の向上によく効きます。

背中の筋肉が凝り固まると、全身の血行も悪くなってしまうからです。

背中ゆるめストレッチで全身の血流を一気に改善し、免疫力の低下を防ぐようにしましょう。


血流がよくなると、酸素や栄養素をたっぷり含んだ新鮮な血液が体中をめぐるようになり、ウイルスや細菌と戦う顆粒球やリンパ球などもバランスよく生まれて、全身の健康状態が以前よりグッとよくなるはずです。

胃腸などの内臓の不調

お付き合いや接待などで、飲みすぎたり、ストレスが溜まって暴飲暴食したり……。胃腸に過度に負担をかけている方は、多くいます。

「胃腸の調子が悪い」という方の背中は、中・下部が丸まりがちです。食べすぎや飲みすぎで胃腸が疲れたときなどに「何となく背中が張っている」と感じたことがある方もいるのではないでしょうか？

実際に、胃、十二指腸、小腸、大腸、肝臓、膵臓といった内臓は、自律神経や血管を介して背骨とつながっています。内臓は、寝ているときなど私たちの無意識下でも働いている器官ですが、その内臓を24時間コントロールしているのは、背骨と関わりの深い自律神経です。つまり、背中を十分に動かし、自律神経を整えることで、内臓の働きは格段に上がるのです。

普段、「胃がもたれる」「食欲がない」「量を食べられない」「便秘がちだ」「下痢がちだ」といった不調が現れたら、どう対処することが多いでしょうか。消化を促す薬や下剤、下痢止めなどを症状に合わせて飲んでいるという方がほとんどだと思います。また、不調が現れたときには、胃腸にやさしい食事を摂るようにするなど、食べ物や飲み物で胃腸の調子を改善しようとしている方も多いでしょう。

ただ、薬には少なからず副作用がありますし、多少調子が悪くても付き合いなどで食べざるを得ないときはありますよね。

こう考えると、**胃腸の痛みが出てから薬などで対処するのではなく、不調が起きないように胃腸の調子を整えておくことが重要だと考えられます**。胃腸の調子を整えるには、ヨーグルトなどの発酵食品を日頃から意識して摂っておく、よく噛んで食べるようにする……などの方法がありますが、このあたりはすでに実践している方もいるかもしれません。

胃腸の調子を改善する方法として、もうひとつ、内臓をコントロールしている自

律神経にアプローチする方法があります。

先ほどもお伝えしたとおり、背中と自律神経のバランスには深い関係があります。食生活改善などとともに、背中ゆるめストレッチで自律神経のバランスを整え、胃腸の働きをよくしていきましょう。

胃腸などの消化器官系の内臓は、背中の中・下部のほうに集まっているので、まず背中ゆるめストレッチの2を行って中・下部を集中的にほぐし、その効果を実感してみてください。

また、胃腸の調子が日頃から悪い方は、必ずといっていいほど背中が丸まっています。難しく考えず姿勢改善の意識を高めるようにすると、胃液などの分泌がよくなるので、消化がスムーズになり、胃腸の調子もよくなるでしょう。

食べたものがスムーズに消化され、必要な成分は吸収し、不要なものは便として排泄されるようになると、体内の循環がよくなります。「よく食べて、きちんと排泄する」という習慣が整ってくるのです。

この状態であれば、必要な栄養成分が体中に届くようになるので、全身が健康になり、肌や髪、爪といった細部もイキイキとしてきます。よく、「美容と健康は同義語」といいますが、まさにそのとおりです。

健康のためにサプリメントを飲んでいるという方も、まずは内臓の調子を整えるほうが先決です。同じサプリメントを飲んで、どれだけ効果が出るかというのは個人差だといわれますが、個人差のベースは消化器官の状態がかかわってくるのです。

太りやすい体質

「メタボだと言われてダイエット中」という方もいれば、「趣味の山歩きのために体重を落としている」という方、「きれいになるためにダイエットをがんばる」という方まで、やせる理由はさまざまです。

ダイエットのためにカロリーを減らしたり、好きなものを食べずに我慢するなら、まず「太りやすい体質」を改善したほうが早く効果が上がります。

では、太りやすい体質とは、いったいどんなものでしょうか？

それは、食べたぶんだけのカロリー（エネルギー）が、なかなか消費されない体質です。車にたとえれば「低燃費」ということになりますが、体の場合、低燃費では太りやすくなってしまいます。

食べたものをどんどんエネルギーとして使ってくれる体になるには、全身の代謝を上げることが大切です。一般的には、エネルギー消費量が多い筋肉を増やすトレーニングや、ウォーキングやジョギングなどの有酸素運動がすすめられています。でも、いきなり筋トレや有酸素運動を始めるというのは、ちょっとハードルが高いという方もいらっしゃるかもしれません。

そういう場合は、まずはストレッチから始めてみるのはいかがでしょうか。筋肉を最大限まで伸ばすことができる背中ゆるめストレッチであれば、悪質な筋繊維をあえて切ることで、筋肉の質を高められます。背中ゆるめストレッチで、背中の大きな筋肉の質がよいものになれば、全身の血行が改善され、毛細血管の隅々にまで栄養が行き届くようになり、自然に全身の代謝もよくなるのです。そのようにして筋肉の質が変わると、今までと同じように生活していても、消費できるエネルギー量が高くなるので、効率的にやせることができます。

もちろん、筋肉の質がよい状態で、筋トレやウォーキングなどの運動を行えば、より高い運動効果が望めるでしょう。

また、背骨や背筋は呼吸にも深く関係しています。

呼吸時に働く横隔膜《おうかくまく》は背骨と肋骨《ろっこつ》にくっついた状態で、胃や大腸などの内臓の上にあります。そのため猫背になったり背中が硬くなったりすると、横隔膜が圧迫され、その動きが悪くなります。動きが悪くなると、息を吸うときにも浅い呼吸しかできません。

反対に、背骨や背筋の柔軟性を高めて横隔膜の圧迫を軽減させれば、肺に多くの空気を出入りさせる深い呼吸ができます。呼吸が深くなると気管や肺を包む筋肉もやわらかくなり、動きがよくなって、代謝がグンと上がるのです。

このように背中をゆるめることで、筋肉の質と呼吸法の改善、両面から代謝を高めることができます。食べた物をしっかりと消費できる「太りにくくやせやすい体」は、背中を改善することで実現できるのです。

疲れやすさ・手足のだるさ

頭や体を長時間使えば、誰でも「疲れた」という感覚が襲ってきます。これは、痛みと同じく、体が発する「警告」のサインだから自然なものです。

その疲れをその日中に解消できればいいのですが、蓄積されていくと、少し活動しただけでもすぐに疲れたり、朝起きたときから疲れているという状態になります。「慢性的に疲れを感じている」「いつも体がだるい」「頭が重い」という方は、私の患者さんにも多くいらっしゃいます。

疲れやだるさは、さまざまな理由が複雑に絡み合っていることが多く、なかなかうまく解消できないものです。疲れやだるさを解消するために一般的によくすすめられているのは、食事療法と休息。にんにくや黒酢といった疲労回復に効果があるものを食べる、スタミナドリンクを飲む、しっかりと睡眠をとるなどがあげられます。ただ、疲れを感じている方は仕事や家事に追われて忙しいことも多く、食事の改善はまだしも、疲労回復のためにしっかり休む時間をとれないことは、少なくありません。

実は、疲れやすさやだるさの原因は、背中の硬さとつながっています。

背中が硬くて血液循環が悪くなっていると、体内に溜まっている疲労物質をスムーズに流すことができず、なかなか疲労が回復しません。さらに、体をリラックスさせる働きを持つ副交感神経も上がりにくくなるので、「休もう」と思っても心身の緊張をゆるめることができないのです。

しっかり休んだつもりなのに、体がだるい、重いという人は、休んでいるときにも交感神経のスイッチが入り続けてしまっている可能性が大。これでは本当の意味で体は休まりませんし、もちろん疲れもとれません。

そこで、背中ゆるめストレッチで、硬い筋肉をほぐして血液循環をよくし、背中や体のあちこちに溜まっている疲労物質を押し流してあげましょう。血液循環がよくなれば、自律神経の働きも整ってくるので、休むときにもしっかり休めるようになるのです。
疲れているけれど、休息の時間がなかなかとれないという方は、背中ゆるめストレッチをやるだけで、休みの質がグンと上がるはずです。

また、仕事などや趣味、家事などで前かがみの姿勢で作業をするときは、背中を丸めていることが多いため、その時間が長ければ長いほど、胸椎や腰椎の関節が、そこから出ている腕や足の神経を圧迫し、手足のだるさを引き起こします。
こうした悪循環も背中ゆるめストレッチで改善できます。ストレッチで背中の関節をほぐすことで、そこにつながる神経の圧迫も軽減できるからです。

「痛み」と同様、「疲れ」も放っておくと、心をネガティブにしてしまうので、背中ゆるめストレッチで早め早めにケアしてください。

股関節痛

人体の中で最も大きい関節が股関節です。股関節は骨盤とつながり、骨盤は背骨とつながっているため、姿勢の悪さ、骨盤のゆがみが「股関節痛」となります。

股関節の筋肉は座った姿勢のときに縮んだ状態になるので、股関節痛はデスクワークが長い人に起こりやすい症状でもあります。さらに、股関節はスポーツをしたときに負担がかかりやすい部位なので、「急にランニングを始めた」などという方が、痛みを起こすこともよくあります。

また、日本人は足裏を合わせた状態で、股関節を開脚するのは得意ですが、足を真横に引き上げるように股関節を動かすのが苦手であるという体の特徴があります。これも痛みの間接的な原因になります。

特別なスポーツなどをしていない限り、日常生活の中では、足を真横に引き上げるような動きをする機会は多くありませんが、股関節の動きを無意識に制限していることで、中殿筋《ちゅうでんきん》や大殿筋《だいでんきん》という股関節まわりの大きな筋肉を動かす機会も少なくなり、それによって股関節自体も硬くなり、痛みが発生するのです。

こうした股関節痛の改善というと、一般的にはシップ薬を貼って痛みを軽減したり、股関節そのもののストレッチや腰の筋肉を伸ばすストレッチがすすめられています。

しかし、股関節の動きがスムーズにいかないのは、部位だけの問題ではありません。実は背中の動きが悪いことが、股関節の動きを悪くし、痛みを増長するケースもあるのです。**背中が動かないと骨盤への負担はもちろんのこと、骨盤部分に張りめぐるお尻の筋肉が硬くなり、それによって股関節の動きが悪くなります。**

股関節痛を改善するには、股関節だけをピンポイントで見ていても、なかなか効果が上がりません。股関節やその周辺の筋肉をゆるめると同時に背中の硬さを解消し、それによって股関節まわりの筋肉の動きをよくすることが大事です。

背中ゆるめストレッチで、とくに背中の中・下部をやわらかくするように意識してください。

何かスポーツを始めるときも、背中が硬いままでは効果が上がらないどころか、思わぬところに痛みが出てしまうこともあります。

体のベースづくりを、常日頃から心がけておきましょう。

四十肩・五十肩

「肩が痛むので腕を上げられない」というのが「四十肩・五十肩」といわれる肩や腕の痛みです。

上げられない度合いは人それぞれで、「腕を少し動かすだけで痛い」という方もいれば、「ふつうの動作は大丈夫だけど、洗濯物を干せない、高いところのものが取れない」という方もいます。

いずれも、肩の可動域が狭まっているのが特徴です。

肩の可動域は、整形外科の見解で「60度まで上がる」ことが日常生活における不自由のない範囲とされています。60度というのは、自分で頭をシャンプーできるくらいに腕を上げた状態です。確かにシャンプーができるぐらい腕が上がれば日常生活で困ることはそれほどないかもしれません。

しかし、健康な状態であれば、肩は180度まで動かすことができます。今、肩の痛みに悩んでいる方であっても、肩が痛む前は、両手を真っすぐ上に伸ばす「バンザイ」の姿勢を楽々とれていたでしょう。

それが年齢とともに、徐々に可動域が狭まってきて、肩が上がらなくなります。四十肩・五十肩の患者さんは、「ある日、突然肩が上がらなくなった」と言いますが、実は気がつかなかっただけなのです。日常生活でのデスクワーク、キッチンでの作業などは、腕が60度ぐらいまで上がればできることなので、意識して腕を上げようとしないと、上げる機会がなくなります。

腕や肩を動かさないと、どんどん動く範囲が狭まっていきますし、自分でそれに気がつかなければ、日常生活に支障をきたすようになって、はじめて「困った、どうしよう」と思うのです。

四十肩や五十肩の痛みは原因不明で、根本的な治療法がないとされています。たいがいは、痛み止めのシップ薬を貼って、なるべく動かさないようにし、入浴でよく温めることなどがすすめられています。

でも、そうした対処法は、残念ながら根本的な治療ではありません。**痛いから動**

かさないようにじっとしているのではなく、少しずつでも動かし、改善できるようになれば、それがいちばんです。

ただ、はじめから痛みのある肩を動かすのはつらいはずなので、まずは背中ゆるめストレッチで、背中の上部をよく動かすように意識してみましょう。

実は、背中が丸まっていることが、肩の可動域に大きく関係しています。実際にやってみるとわかると思いますが、健康な方でも、背中を丸めて腕を上げると、180度まできれいに上がらないはずです。背中を真っすぐに伸ばした状態で行えば、腕も真上にピンと上げられるでしょう。

背中を真っすぐ伸びるようにすることが、肩の可動域を広げるのに役立ちます。猫背のまま肩だけを動かそうとするのではなく、背中をゆるめれば、肩の運動も断然楽にできるようになるでしょう。

認知症・うつ傾向

自分の将来を考えたとき、誰でも不安になるのが「寝たきり」や「認知症」にならないか、ということでしょう。いつまでも若く、健康的で、ハツラツと行動できるように心身を整えておくことが理想です。

寝たきりの予防には、下半身の筋肉を鍛えたり、全身のバランス感覚を失わないようにする体操などが考案されています。

認知症予防といえば、計算式やパズルを解く「脳トレ」などが一般的だと思われます。確かに認知症の予防には、脳を使いつづけ、刺激を与えることが大事だといわれていますが、それと同時に、脳血流にも注目してほしいと思います。

脳血流の悪さが原因の脳血管性認知症が、増えているのです。

認知症の中で、いちばん患者数が多いのが、脳が委縮していくアルツハイマー型で、女性に多く見られます。次いで多いのが脳血管性認知症で、男性に多く、脳のあちこちで小さい脳梗塞や脳出血を起こしているため、症状がよくなったり悪くなったりを繰り返すのが特徴です。

この脳血管性認知症は、脳の血流をスムーズにしておくことと、肥満体質を解消することで予防できます。脳血流の改善といえば、一般的には、ウォーキングや水泳などの有酸素運動を行って、心臓や呼吸器の機能を高めたり、血液をサラサラにする食品を摂ったりすることがすすめられています。

脳の血流は第3章でもお伝えしたとおり、自律神経や背中の柔軟性と大きく関係します。

脳血流をよくするためには、運動や食生活の改善とともに背中ゆるめストレッチで、背中全体を動かしてやわらかくするのがおすすめです。背中から全身の血流がよくなれば、自律神経のバランスが整い、脳の血流もよくなります。

また、脳血流は「うつ病」や「うつ傾向」とも関連していることがわかっています。うつというと、現状では向精神薬を服用することが一般的になっていますが、症状の進行具合によっては、自律神経を安定させて脳内の血液循環をよくすれば、体に負担なく根本的に改善できるともいわれているのです。

不眠

「若いころはいくらでも寝られたのに、今ではすぐに目が覚めてしまうようになった」というのは、よく耳にする言葉です。「寝るのにも体力が必要」といわれますが、年齢とともに、睡眠の質はだんだん悪くなり、ぐっすり眠ることが難しくなっていきます。

また、年齢とは関係なく、悩みやストレスをたくさん抱えているときは、なかなか眠りにつけなかったり、眠りが浅くなったりするものです。

今は、うつ傾向で悩む人と同様に、不眠に悩む人が年々増えていて、睡眠導入剤などの薬で改善しているのが現状です。睡眠導入剤や睡眠剤を飲めば、そのときは眠りにつけても、不眠そのものは改善できません。

不眠の改善というと、一般的には、生活を規則正しくすることがあげられます。

早起きして朝日を浴び、食事の時間を規則正しくし、体内リズムを整えるという方法です。また、夜遅くまで仕事をしない、スマホやテレビなどの画面を見ない、休息してストレスを解消するということもすすめられています。

でも、生活そのものを変えるというのは、なかなかできないことですね。

そこで、一見、不眠とは関係ないように思えますが、背中ゆるめストレッチを試してみてはいかがでしょう。**背中をゆるめることで自律神経を安定させ血流を改善すると、自然に朝日が昇ったら目が覚める、暗くなったら眠りにつくといった体内リズムを整えることができます。また、スッと眠りに入れるようになったり、眠りが深くなったりもします。**

眠りの質がよくなると、朝パッと目が覚めるようになり、頭がスッキリと覚醒し、体の疲れがとれていることが実感できるでしょう。「きちんと眠って、心身を修復する」ということは、健康的な体のベースとして、とても大切です。

目のかすみ・乾燥

スマホやパソコンが手放せなくなり、本や新聞などの活字も読む現代のライフスタイルでは、目のピントを至近距離に合わせる時間がとても長くなりました。それとともに、目の疲れやかすみ、乾燥といった不調を常に抱えている人がどんどん増えています。

そこに、年齢による「老眼」が加わると、見えづらさは加速するばかり。眼鏡をかけても疲れる、外しても疲れるというジレンマに陥ってしまいます。

「ピントが合わない」という目のかすみや「目が乾く」といったドライアイの症状は、目が疲れているときに強く出ます。それは目を酷使しているからですが、目の血流も大きく関係しています。

目にも筋肉があり、それが伸縮することによってピントを合わせています。目を使いすぎれば、目の筋肉も疲れて動かなくなるのは当然です。そこで、**常に目の血流をよくし、疲れが出たら、疲労物質をスムーズに流せるようにしておくことが大事なのです。**

疲れ目やドライアイというと、目薬をさしたり、まぶたを温めたり、目の周囲をもんだりする方が多いでしょう。目の疲れに効果があるというアントシアニンという成分をサプリメントで摂っている方も多くいます。

でも、目の疲れを根本から改善することを考えたら、少し遠回りになりますが、全身の血行を改善し、目の血流自体をよくするほうが効果的です。背中ゆるめストレッチで背中の硬さを改善し、疲労物質をスムーズに流せる体をつくりましょう。

そうすれば、徐々に疲れ目や目のかすみ、ドライアイなどの症状が治っていきます。**血流がよくなると、自然に自律神経のバランスも整ってくるので、涙が十分に出るようになり、まばたきの回数も増え、目が潤いを取り戻すのです。**

潤いのある目は、目の疲れやドライアイを改善するだけでなく、人に与える印象まで変えるはずです。目の健康を保つためにも、潤いのある美しい目を取り戻すためにも、ぜひ背中ゆるめストレッチを試してみてください。

生理痛

生理痛も、患部そのものに痛みの原因があるわけでないという痛みのひとつです。子宮筋腫や子宮内膜症のように原因がはっきりしている場合もありますが、たいがいは、子宮そのものには問題がなく、女性ホルモンと関連しているといわれます。

そこで、女性ホルモンのバランスを整えたり、女性ホルモンの分泌をよくすることが大切になります。

ただ、女性ホルモンの分泌を改善するには、生活を規則正しくする、ストレスを減らすといった時間がかかる対処法になるので、とりあえず痛みを抑えるために鎮痛剤を服用するのが一般的ではないでしょうか？　後は、お腹を温めたり、手足が冷えないように気をつけたりしている方が多いでしょう。

女性ホルモンの分泌は自律神経がコントロールしているので、生理痛の改善には、自律神経のバランスを整えることが有効です。規則正しい生活をするのは無理……という方も、背中ゆるめストレッチで、まずは背中をゆるめてみましょう。

自律神経は、背中の硬さを改善することによって整えられるので、背中がやわらかくなれば、自律神経のバランスがよくなって女性ホルモンの分泌が正常になってきます。

そうすれば、生理痛や生理不順など、生理にまつわる体の不調も改善されていくでしょう。

また、生理痛とともに女性特有の悩みで多いのが、生理前に起こるPMS(月経前症候群)。下腹部に痛みが出たり、頭痛が起こるという身体的症状と、理由もなくイライラしたり、悲しくなったりするという精神的な症状が同時に起こります。このPMSもホルモンのバランスの乱れが原因なので、生活習慣の改善と背中ゆるめストレッチを同時に行うことで、女性ホルモンをきちんと分泌させ、改善していくことができます。

さらに、生理痛に大きく関係してくるのが「仙腸関節《せんちょうかんせつ》」です。仙腸関節とは、背骨の下部に位置する仙骨と骨盤の骨の間にある関節です。この関節は、骨盤を支えるという非常に重要な役目を担っています。

専門医によっては仙腸関節の不調は、200以上の疾患を誘発するともいわれています。このような不調の中で代表的なものが腰痛です。他国では腰痛の約8割がこの仙腸関節に起こる炎症が原因だともいわれているのです。

また、**子宮は仙腸関節の前面に位置するため仙腸関節で異常が起きると、子宮にストレスがかかり、生理痛がひどくなることもあります。**生理時の痛みが極端につらい方は、仙腸関節に不具合が生じているかもしれません。

仙腸関節の不具合を解消するのにも、背中をゆるめ、整えることは効果を発揮します。背骨と背筋をしなやかにし、骨盤や骨盤部分にかかる負担を取り除くことで、生理痛も軽くなるでしょう。

猫背・背中の丸まり

猫背や背中の丸まりが直接的に不調に結びつくとは考えづらいのではないでしょうか。若くても、もともと姿勢の悪い人はいますし、年齢とともに筋肉が衰えれば、誰でもなりやすい老化現象のひとつともいえます。

しかし、背中の丸まりから引き起こされやすい不調もあるので、「ただの老化現象」と放っておかないようにしましょう。

常に背中が丸まっていると、胸椎の関節もゆがんだ状態になるため、胸椎から延びている内臓への神経が圧迫されやすくなります。そのため、胃腸などの内臓の不調が出やすくなるのです。

また、猫背の姿勢では首が前に突き出てしまうので、重い頭を首で支えることになり、首が凝ったり痛んだりします。首がぐらつけば、崩れたバランスをとろうとして腰にも負担がかかってしまいます。
また、猫背によって腕も上がりにくくなるので、気づかないうちに腕を動かす範囲が狭まり、それが肩の可動域を狭めることにもつながります。猫背になることで、四十肩や五十肩になる確率が上がるといえるでしょう。

こうしてみると、猫背でいいことはありませんね。常日頃から姿勢をよくするように意識して、これらの不調が現れないように予防したり、ひどくならないようにすることが大切です。

姿勢の改善のためにも、背中ゆるめストレッチで背中の筋肉をほぐしましょう。**背中を意識することや背中がほぐれるという感覚をつかんでおくと、日常生活での姿勢が変わります。姿勢が変わると、体の使い方が変わるので、今まで感じていた痛みが改善されていくでしょう。**

たとえば、床に置いてあるものを取るとき、今までは腰を曲げていた人が、スッと膝を折ってしゃがんで物を取るようになります。すると、腰を痛める確率が下がるのです。一見、姿勢の変化とこのような体の使い方は関係ないように思えますが、体の使い方というのは、ちょっとした意識の変化で大きく変わるものなのです。背中ゆるめストレッチで、体のメンテナンスをし、姿勢を正しているからこそ、自分の体をどう使うかという意識を持って生活できるようになるのでしょう。

自分の体の使い方がわかってくると、座る・立つ・歩くといった動作をするときに重心をかける位置が正しいところに移り変わり、負担も軽減できます。

背中ゆるめストレッチで自然に姿勢をよくするよう心がけましょう。

第5章

こんなときはどうする？
背中ゆるめストレッチ Q＆A

Q どのくらいで効果が出る？

背中ゆるめストレッチをしっかり1回行えば、それだけで痛みは軽減され、背中がほぐれたのがわかります。このストレッチは全部やっても1分程度しかかかりませんから、たった1分で効果が出るといえます。

よく、自分の体を変えるには1カ月、3カ月かかるといいますが、自分の体が必要とするストレッチを行えば、そんなに時間はかかりません。

たとえば、ぎっくり腰で歩けなくて運ばれてきた患者さんであっても、どこの筋肉や靱帯《じんたい》に負担がかかっているかを見抜いて伸ばせば、たった15分のストレッチで歩けるようになります。実際、来るときは自分で歩くことができず、運ばれてきていたのに、あっという間に痛みが改善し自分で歩いて帰られた患者さんを、私は何人も目の当たりにしてきました。

ストレッチというと、「ゆっくり体を変えていくもの」というイメージがありますが、やり方次第です。**背中ゆるめストレッチのように、動かす筋肉に的を絞り、**

その部分を最大伸長させるストレッチであれば、たった1回で劇的な効果を期待できます。

Q おすすめの時間帯はいつ？

背中ゆるめストレッチは、いつやってもかまいません。たった1分でできるので、仕事の合間など、思いついたときに行ってください。

おすすめの時間帯のひとつは、朝起きたときです。眠っている時間は1日の3分の1と長く、その間ほとんど体を動かさないので、筋肉や関節にストレスが溜まっています。寝返りはそのストレスを除去するためのものです。

朝起きたら背中ゆるめストレッチで背中の大きな筋肉を動かしましょう。寝ている間は筋肉を使わないため、全身の血液循環も悪くなっています。筋肉を動かして血流をよくすると、脳にも血が回ってスッキリと覚醒し、全身の血流もよくなって、すぐにアクティブに行動できるようになります。

もうひとつは、一日の仕事や家事が終わった後です。仕事後の食事や入浴、好きなことをする時間は、一日の中の大事なリラックスタイム。その前に背中ゆるめストレッチを行って血液循環をよくし、仕事の間に溜まった疲労物質を流しておくのです。

仕事や家事を行っているときは、ストレスがかかって筋肉も固まりがちですから、ストレッチでほぐします。すると、副交感神経が働きやすくなり、心身ともに自然にリラックスモードに入って、休息の時間がよりよいものになるでしょう。

Q 一日にどれくらい行えばいい？

一日に2回できれば十分です。時間帯は、前項で述べたように、できれば朝起きたときと、仕事や家事などが終わったとき。

ただ、自分の生活スタイルをすぐに変更することは難しいと思うので、自分がやりやすい時間帯を見つけて一日の中に組み込んでください。

会社勤めの場合、「朝は1分1秒を争う時間だから無理」という方もいるでしょう。そんなときは、会社についてから行ってもいいし、お昼休みに行ってもＯＫです。

夜は、お風呂に入った後に行うのもいいでしょう。

また、一日に2回というのは理想ですが、難しければ1回でもかまいません。一日1回でも必ず効果が出るので、それをきちんと続けていくことが大事です。

Q 体の痛みがひどくても行っていいの？

このストレッチは基本的に、首の痛みや腰痛があるなど、体に何らかの慢性的な痛みを抱えている方を想定して考えられています。

ですから、痛みがあってもかまいません。痛みがあると多くの方は、「痛いから動かさない」という消極的な気持ちになってしまい、ますます痛みを解消できなくなってしまいます。**痛みの解消には、痛くてもできる範囲で動かしていくことが、とても大事です。**

ただし、動かしたときにズキンと激痛が走るような場合は控えたほうがいいでしょう。また、このストレッチは、ケガなどの急性痛には効きません。急性痛や内臓疾患で強い痛みがある場合などは、個人で判断するのが難しいので、医師に相談してください。

Q 普段から気をつけたほうがいい生活習慣はある？

日常生活で気をつけたいのは、痛めやすいところ——とくに首や腰——を守って動くことです。

たとえば少し下の棚に入っているものを取ろうとして、前かがみになったとしましょう。このとき、膝を完全に折り曲げずに腰を曲げてものを取ると、腰の関節に大きな負荷がかかるので、最悪の場合は、ぎっくり腰を起こすことがあります。体の使い方に気をつけている人は、膝を折ってしゃがんでからものを手に取ることが多いように思います。

このように、つい使いすぎてしまう腰は、少し動き方を気づかうことで守れます。床に置いてあるものを取るとき、荷物を持ち上げるときなども、腰に負担をかけないよう意識しましょう。

座っている時間が長い方は、座ったときの姿勢も大事です。背中が丸まっている人は、椅子にもたれかかるように重心が後ろにずれてしまい、骨盤が後ろ傾斜となり、腰に強い負担がかかります。

座った姿勢では、重心がお尻の下のものつけ根あたりに乗るようにします。といっても重心を意識するのは難しいので、**座ったときの股関節と膝の位置関係に着目し、股関節より膝の位置が下になるように座ります。この意識だけで、正しい骨盤の傾斜ができ、腰の痛みも予防できます。**

椅子に座るときはできる限り、自然にその位置がとれる高さや傾斜の椅子に座るようにしましょう。仕事用の椅子やリビングの椅子など、長い時間座る椅子は、自分の体に合った高さや傾斜のものにするのが理想です。

もし、お尻が沈み込んで、膝の位置が高くなるような椅子の場合は、浅く座って調節し、長時間座るのは避けましょう。とくに車のシートは視界をよくするために、お尻が沈み込む形になっているものが多く、日常的に長時間運転するという方は腰を痛めがちです。ストレッチで十分に筋肉を伸ばし、血液循環をよくすることが必要です。

また、女性でヒールの高い靴を履く方は、背中や膝・腰に負担がかかることを認識しましょう。ヒールを履くことによって爪先立ちになると、重心は自然に前のほう（指先のほう）に傾きます。

そのままだと前に倒れてしまうので、体を起こすために、無意識のうちに膝や腰を軽く丸めて、重心を後ろにずらしています。そのため、**ヒールを履いている間は常に重心が後ろにずれていることになり、背中や腰の筋肉ばかりを丸めるように使い、その負担が膝や腰に集中してしまうのです。**

ヒールの靴を履く方は、膝や腰を痛めやすいぶん、日頃から背中ゆるめストレッチで、背中の筋肉を意識的に伸ばしておくことが大事です。

Q よい姿勢を保つにはどうすればいい？

背中ゆるめストレッチを行って背中の柔軟性を高めれば、自然によい姿勢を保てるようになります。

がんばってよい姿勢を保とうとすると体に力が入るので、無理に腰を反らせてしまったり、顎《あご》を引きすぎて首を痛めてしまったりという、逆効果になりがちです。

ストレッチでゆるめた筋肉をそのまま保てるように、体の力を抜いて、なるべく自然体でいましょう。

そのうえで気をつけたいのは、**まずは「肩を開く」ことと「斜め上を見る」ことです**。肩が開いているかどうかは、壁に背を着けるように立って、両肩が壁に着くかどうかでわかります。腰を反らせるのではなく、自然体で立って、肩を開くように意識しましょう。

そしてその状態で、首を動かして斜め上を見るようにしてから、顎を軽く引きます。よく「顎を引いた姿勢が美しい」といいますが、首の位置がずれたまま無理に顎を引きすぎて結果的におかしな姿勢になっている人がとても多いのです。まずは、斜め上を見て、首を自然な位置に戻しましょう。

これが体に無理な力を入れることなく、自然に立っているよい姿勢です。

日々、背中ゆるめストレッチをやりつつ、少し背中が丸まってきたかな……と思ったら、この自然体のよい姿勢を意識しましょう。

Q 背中ゆるめストレッチを続けるコツってあるの？

痛みの緩和のためにストレッチをおすすめすると、「三日坊主だから、きっと続かない」と最初からあきらめてしまう方が多くいます。

そんな方でも、背中ゆるめストレッチは続けていくことができるでしょう。背中ゆるめストレッチは、効果をすぐに実感しやすいストレッチだからです。

まず、**背中ゆるめストレッチを終えた後に「あー、スッキリした！」「体が軽くなった！」「背中が楽になった！」という快感をぞんぶんに味わってください。**それから、日々の生活の中で、**「昨日より腰の痛みが少なくなった」「首が痛まない」「胃腸の調子がいい」「腕が上がるようになった」など、たくさんのよいことを数え上げてください。**

私たちは、無意識のうちに自分にとって気持ちいいことや効果があると思うことを選択しています。そのため、すぐに大きな快感や効果を感じられる背中ゆるめストレッチは、続けやすいストレッチだといえるのです。

ひとつ、続けるコツをあげるとすれば、**無理なく自分のライフスタイルに背中ゆるめストレッチを組み込むことです。**

たとえば、朝の寝起きが非常に悪い人が、朝起きたときにストレッチをしようと思っても、さぼってしまう確率が上がるだけです。その計画に無理があります。ストレッチという新しい習慣を組み込むのですから、ランチの後とか仕事終わりとか、なるべく自分が楽にできるタイミングを見つけてください。

自分にとってのいいタイミングで行い、それに結果が伴っていけば、自然にライフスタイルの中にストレッチを組み込むことができるでしょう。

朝起きたときに、歯を磨くのが習慣になっている人は、歯を磨かないとスッキリしなくて気持ち悪いと思うはずです。そんなふうに、ストレッチをしないと体がスッキリしないと感じるようになれば成功。

自然にストレッチを継続でき、いつまでも健康で、若々しくいられるようになります。痛みや不調が解消すれば、心もストレスから解放されて安定するので、今まで以上に幸せを感じられるようになるでしょう。

おわりに

ここまで読んでいただき、もう背中ゆるめストレッチを試されたかと思いますが、いかがでしたでしょうか。「はじめて自分の背中を意識できた」という方も多いことと思います。

メディカルトレーナーとして多くの方と接していると、みなさん、意外に自分の体のことを知らないと思うことがよくあります。

自分が座ったり立ったりするとき、いつもどんな姿勢でいるのか、何か作業をするとき、体のどこをよく使うのかといったことを、自分が知って認識することが、痛みの緩和のためには大切です。

痛みをコントロールするということは、自分自身の体や体の使い方のクセをよく知って、動きやすい一部を酷使するのではなく、体を全体的にうまく使えるようにしていくことだからです。

背中ゆるめストレッチを毎日行うことで、自然に背中を意識できるようになり、日々の生活の中でも無意識のうちに背中を使えるようになります。

すると、腰や首などの負担が緩和され、痛みが自然に改善されていくでしょう。

よく慢性痛は「原因がよくわからないから治しようがない」といわれますが、原因のない痛みなどありません。体のどこかに過剰な負荷がかかっていたり、体をうまく動かせていなかったりして、痛みは生まれていることが多いのです。痛みが出たら、それを自分の体の使い方を見直すよい機会だと捉え、体への意識を高めるようにしましょう。

背中ゆるめストレッチのような体のメンテナンスを行うことは、長寿社会である現代においては、とても重要です。

現在では、医学の進歩によって平均寿命は格段に延びました。しかし、平均寿命と健康寿命との差は約10年もあり、その間「寝たきり」になったり、体を自分の意志で動かすことができなかったりする方も増えています。

そうならないためには可動域の広い関節ではなく、胸椎のように可動域の狭い関節を動くように今からしておくことが大切です。可動域の狭い関節は、凝り固まりやすく「体の中の弱点」ともいえるでしょう。早い段階で弱点ともいえる箇所を補っておくことが、長い目で見ると、全身を健康な状態にすることにつながっていきます。

簡単にできて健康効果も高い背中ゆるめストレッチで、ぜひ健康を手に入れて、不安なく生きる喜びにあふれた人生を歩んでいただけたらと願っています。

著者紹介

岩井隆彰 株式会社ジール代表取締役。城山整骨院院長（柔道整復師）。19歳のときより、オリンピック選手をメディカルトレーナーとしてサポート。以来、多くのスポーツの現場で、メディカルおよびフィジカルトレーナーとして活躍。2003年、神奈川県小田原市に城山整骨院を開院。日に200人を超える患者の治療を行う一方、現在も多くのトップアスリートや著名人の治療を手がけ、国内のみならず、海外でも活躍している。著書に『体が硬い人ほどやせるストレッチ』（マイナビ）、『体の硬い人によく効く！　筋ストレッチ』（学研パブリッシング）などがある。

5回《かい》ひねるだけで痛《いた》みが消《き》える！
「背中《せなか》ゆるめ」ストレッチ

2015年11月10日　第１刷

著　　者　岩井隆彰《いわいたかあき》
発 行 者　小澤源太郎

責任編集　株式会社 プライム涌光
電話　編集部　03(3203)2850

発 行 所　株式会社 青春出版社
東京都新宿区若松町12番１号　〒162-0056
振替番号　00190-7-98602
電話　営業部　03(3207)1916

印　刷　共同印刷　　製　本　大口製本

万一、落丁、乱丁がありました節は、お取りかえします。
ISBN978-4-413-03978-9 C0075

たった1人の運命の人に「わたし」を選んでもらう方法
滝沢充子

逆風のときこそ高く飛べる
鈴木秀子

東大合格請負人の
子どもの学力がぐんぐん伸びる「勉強スイッチ」の入れ方
時田啓光

会社の中身がまるごと見える！
「会計力」のツボ
「バランスシート」は数字を見るな！
中村儀一

からだの中の自然とつながる
心地よい暮らし
自分がいちばん落ち着く毎日をつくる法
前田けいこ

青春出版社の四六判シリーズ

なぜ、あの上司は若手の心を開くのか
齋藤直美

親のコートを大切に着るイギリス人
ものを使い継ぐ上質な暮らし
バーネット洋子

頭皮ストレスをなくすと髪がどんどん増えてくる
徳富知厚

「やっていいこと・悪いこと」がわかる子の育て方
いちばん大事なのは「自分で判断する力」
田嶋英子

あなたの脳のしつけ方
中野信子

お願い　ページわりの関係からここでは一部の既刊本しか掲載してありません。
折り込みの出版案内もご参考にご覧ください。